Sabina A. Spencer · John D. Adams

Krisen überwinden und an ihnen wachsen

Eine Anleitung
in sieben Schritten

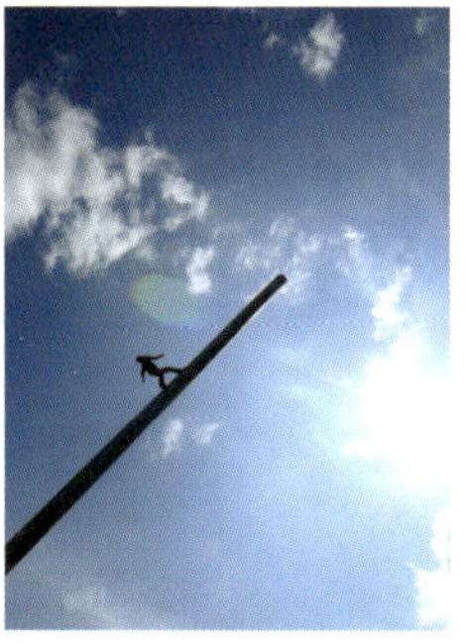

aethera®

die heilenden Kräfte im Menschen stärken,
die Bildung des eigenständigen Urteils unterstützen,
die Initiativbereitschaft von Patienten und Verbrauchern fördern.

An der Herausgabe des aethera-Programmes wirken mit:
gesundheit aktiv · anthroposophische heilkunst e.V.,
die Heilmittelfirma Weleda, die Gesellschaft Anthroposophischer Ärzte
und die Medizinische Sektion am Goetheanum.

Über dieses Buch: Angst vor Veränderungen ist etwas, was jeder Mensch kennt. Wann immer ich mich mit einer neuen Situation konfrontiert sehe, stellt sich mir unmittelbar die Frage: Will ich diese Veränderung eigentlich? Beruht diese Veränderung auf meiner freien Entscheidung? Und wenn nicht: Kann ich ihr dennoch etwas Positives abgewinnen? Das Hauptziel des Buches ist es, zu lernen, neue Anforderungen nicht als Katastrophe zu empfinden. Die beiden international renommierten Autoren zeigen in einer leicht nachvollziehbaren und praxisorientierten Weise, wie man das Element des Unbekannten in das eigene Leben integrieren und so die Angst vor ihm verlieren kann.

Über die Autoren: Sabina A. Spencer und John D. Adams arbeiten seit vielen Jahren als Berater für Firmengründungen und organisatorische Veränderungen in wirtschaftlich orientierten wie Non-profit-Unternehmen, sowie im Bereich des Stress-Managements. Einladungen und Gastprofessuren führten sie in alle Welt. *Krisen überwinden und an ihnen wachsen* ist ihr erstes gemeinsames Buch.

Sabina A. Spender
John D. Adams

Krisen überwinden und an ihnen wachsen

Eine Anleitung in sieben Schritten

Aus dem amerikanischen Englisch
von Susanne Naumann und Sieglinde Denzel

aethera®

Für Priscilla und Paul,
Lyman und Ruth
und unsere ›Familie‹
auf dieser ganzen wunderbaren Welt!

Die Originalausgabe erschien 2002 unter dem Titel:
Life Changes – A Guide to Seven Stages of Personal Growths
bei Paraview Special Editions, New York.

1. Auflage 2004
Aethera im Verlag Freies Geistesleben & Urachhaus GmbH
Landhausstr. 82, 70190 Stuttgart
Internet: www.aethera.de
ISBN 3-7725-5035-5

Druck: DZA Druckerei zu Altenburg

Inhalt

Dank

Dieses Buch ist aus den vielen Veränderungen – teils selbst gewählten und teils vom Schicksal auferlegten – erwachsen, die wir selbst und die Teilnehmer an unseren Workshops durchgemacht haben. Zu unseren persönlichen Erfahrungen gehören Eheschließung, Scheidung, Arbeitsplatzverlust, der Tod von Eltern und Freunden, Umzüge ins Ausland, berufliche Veränderungen und vieles andere.

Den Engländern Barrie Hopson und John Hayes verdanken wir wichtige Anstöße zu unserem Stufenmodell. Anfang der Siebzigerjahre des zwanzigsten Jahrhunderts veröffentlichten Hopson und Hayes gemeinsam mit John Adams ein Buch mit dem Titel *Transition: Understanding and Managing Personal Change* für den akademischen Bereich. Darin entwickelten sie ein allgemeines Modell zur Beschreibung von Übergangserfahrungen.

Sabina A. Spencer & John D. Adams *Winchester, Virginia*

Stufen

Wie jede Blüte welkt und jede Jugend
dem Alter weicht, blüht jede Lebensstufe,
Blüht jede Weisheit auch und jede Tugend
Zu ihrer Zeit und darf nicht ewig dauern.
Es muss das Herz bei jedem Lebensrufe
Bereit zum Abschied sein und Neubeginne,
Um sich in Tapferkeit und ohne Trauern
In andre, neue Bindungen zu geben.
Und jedem Anfang wohnt ein Zauber inne,
Der uns beschützt und der uns hilft zu leben.

Wir sollen heiter Raum und Raum durchschreiten,
An keinem wie an einer Heimat hängen,
Der Weltgeist will nicht fesseln uns und engen,
Er will uns Stuf' um Stufe heben, weiten.
Kaum sind wir heimisch einem Lebenskreise
Und traulich eingewohnt, so droht Erschlaffen,
Nur wer bereit zu Aufbruch ist und Reise,
Mag lähmender Gewöhnung sich entraffen.
Es wird vielleicht auch noch die Todesstunde
Uns neuen Räumen jung entgegensenden,
Des Lebens Ruf an uns wird niemals enden …
Wohlan denn, Herz, nimm Abschied und gesunde!

Hermann Hesse

Erster Teil:

Lebensbrüche – Übergänge – Wandlungen

Lebensbrüche

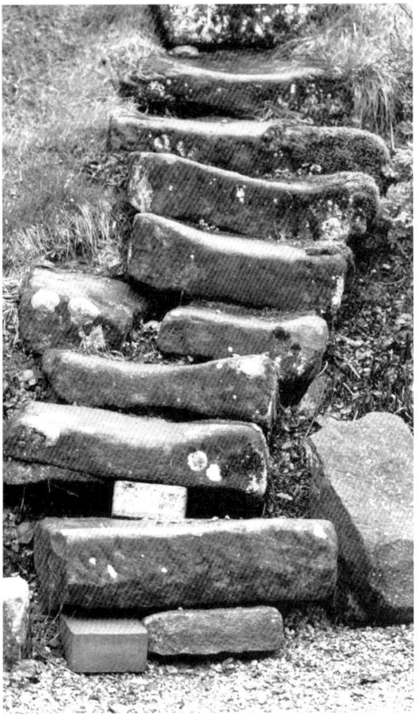

Ging es Ihnen auch schon einmal so, dass Sie wie betäubt umhergingen, als ob Sie einen Schlag mit einem schweren Gegenstand auf den Kopf bekommen hätten? Sind Sie morgens aufgewacht und haben sich gefragt, ob Sie wohl jemals wieder ›normal‹ sein werden?

Können Sie sich an Tage erinnern, an denen Sie mit dem Gefühl zur Arbeit gingen, dass Sie eigentlich gar nicht dorthin wollten? Tage, an denen Sie sich scheinbar ohne jeden Grund über die kleinste Kleinigkeit aufregten? Vielleicht erschien es Ihnen sogar auf einmal nicht mehr sicher, ob das Leben überhaupt wert ist, gelebt zu werden.

Haben Sie je im Bett gelegen, unfähig Schlaf zu finden? Haben Sie auf die Schattenmuster an der Decke gestarrt und sich beunruhigt gefragt, ob Sie nun endgültig verrückt würden? Waren sie schon einmal dermaßen verunsichert in Bezug auf die Frage, was Sie *wirklich* von Ihrem Leben, Ihrer Arbeit, Ihren Beziehungen zu anderen Menschen wollen, dass Sie am Ende weder aus noch ein wussten?

Wenn Sie auch nur eine dieser Fragen mit Ja beantwortet haben, dann haben Sie wahrscheinlich schon einmal die ganzen Irrungen und Wirrungen, aber auch die Siege und beglückenden Momente durchlebt, die tief greifende Lebensveränderungen mit sich bringen. Das vorliegende Buch möchte ein Ariadnefaden, eine Art Straßenkarte, ein Begleiter auf den Stufen, von denen Hermann Hesse spricht, für all jene sein, die diese unvermeidlichen und doch oft so unwegsamen und beängstigenden Zeiten im menschlichen Leben durchwandern.

Wie es zu diesem Buch kam

Wo man heutzutage auch hinkommt, begegnet man Menschen, die von einer Scheidung berichten, vom Verlust ihrer Arbeitsstelle, einer neuen Ehe, dem Tod eines geliebten Menschen, einem Ortswechsel, der Pensionierung oder einem anderen der zahlreichen Wechselfälle des Lebens. Man gewinnt fast den Eindruck, dass jeder entweder gerade am Anfang einer großen Veränderung steht, mitten drin steckt oder sie gerade hinter sich gebracht hat, und denkt unwillkürlich, wie lange es wohl dauern wird, bis die Person den ganzen Prozess von neuem durchmachen muss.

Wandlung als natürlicher Bestandteil des Lebens

Für die meisten von uns ist Veränderung kein Ausnahmezustand. Der ständige Wandel scheint sich vielmehr geradezu zu einem Lebensstil entwickelt zu haben. Kaum meinen wir, zur Normalität zurückgekehrt zu sein, stehen wir schon wieder vor dem nächsten Umbruch. Ein Leben, das in geregelten, gleichmäßigen Bahnen verläuft, scheint der Vergangenheit anzugehören, einer guten alten Zeit, von der wir nur noch träumen können.

Als wir unsere eigenen Erfahrungen und die vieler Teilnehmer unserer Workshops miteinander verglichen, stießen wir auf eine vorhersagbare, offensichtlich natürliche Abfolge von Anpassungsschritten, die Menschen vollziehen, wenn sie Veränderungen durchlaufen. Allein das Bewusstsein, dass diese Erfahrungen ganz normal sind, macht Mut und erhöht die Bereitschaft, aus den Höhen und Tiefen des Wandlungsprozesses etwas zu lernen und daran zu wachsen.

Heute bejahen die Menschen die meisten der Veränderungen, mit denen sie konfrontiert sind, ob es nun Veränderungen sind, zu denen sie sich bewusst entschlossen haben, oder solche, die sie unverhofft treffen. Sie wollen sich auf die Konsequenzen, die auf eine einschneidende Veränderung folgen, einstellen, statt alles dem Zufall zu überlassen. Doch ganz gleich, wie gründlich man sich auch vorbereitet haben mag, nichts schützt vor dem emotionalen Wechselbad, das mit allen größeren Umbrüchen in unserem Leben einher geht. Hier will das vorliegende Buch Wege aufzeigen, wie man die Erfahrungen der Wandlung nicht nur schmerzhaft, sondern auch als Chance inneren Wachstums erleben kann.

Krise als Chance

Interessanterweise haben wir festgestellt, dass selbst dann, wenn die Veränderung positiver Natur ist oder bewusst gewählt wurde – wie etwa eine Heirat oder das Antreten einer neuen Arbeitsstelle –, mit hoher Wahrscheinlichkeit dieselben sieben Stadien durchlaufen werden wie bei einer negativen Veränderung, die von außen über jemanden hereinbricht, wie etwa eine Trennung vom Partner oder der Verlust des Arbeitsplatzes.

Sieben Stadien

Selbst so positive Veränderungen wie: Kinder zu kriegen, den Mann oder die Frau seines Lebens zu finden oder in eine Gegend zu reisen, die man schon immer kennen lernen wollte, rufen intensive Gefühle und Gedanken hervor, die uns völlig überraschen und überwältigen können.

Oft ist es sogar besonders schwer, die Schattenseite erwünschter Veränderungen zu akzeptieren, weil man ganz selbstverständlich vorausgesetzt hatte, dass nun alles ganz und gar wundervoll werden müsse und man von nun an herrlich und in Freuden leben würde. Heiraten zum Beispiel kann eine wunderschöne Sache sein, doch es fordert zunächst den Abschied vom eigenständigen Singledasein – und das kann ein durchaus beunruhigender, schmerzhafter Prozess sein.

Abschied von Gewohntem

Wie schmerzhaft ein solcher Übergang erlebt wird, hängt davon ab, wie sehr uns die Veränderung überrascht, ja überfällt. Oft ist es die Neuheit der Situation an sich, die die Erfahrung intensiviert. Doch auch andere Faktoren haben Anteil daran, wie stark wir uns der jeweiligen Übergangsstufe bewusst sind. Sie werden im Kapitel ›Vom Schmerz der Wandlung‹ genauer beschrieben.

Früher betrachtete man Veränderung eher als Ereignis, weniger als Prozess. Wenn ein Ereignis eingetreten ist, wird vom Betroffenen erwartet, das Leben so rasch wie möglich wieder in den Griff zu bekommen und zur Normalität zurückzukehren. Die Wirklichkeit sieht jedoch völlig anders aus. Ganz gleich, welcher Art die Veränderung ist: Wenn wir etwas Neues in unser Leben integrieren müssen, müssen wir zunächst das uns bisher Vertraute loslassen lernen – und das braucht Zeit.

Ereignis oder Prozess?

Es klingt einfach, doch nur wenigen von uns wurde beigebracht, wie wir mit dem emotionalen Chaos fertig werden sollen, das sich zwangsläufig einstellt, wenn wir noch dabei sind, um eine alte Situation zu trauern, und uns gleichzeitig auf die neue einstellen müssen. Diesen Anpassungsprozess an eine wichtige Lebensveränderung möchten wir im vorliegenden Buch begleiten.

Veränderungen führen in unvertrautes Neuland

Ob es sich nun um eine Veränderung handelt, für die Sie sich bewusst entschieden haben, oder um eine, die Sie lieber vermeiden möchten – der Wandel zwingt Sie, Bekanntes hinter sich zu lassen und in neues, unbekanntes Gebiet vorzustoßen. William Bridges (1980) bezeichnet die Phasen des Übergangs als Abschluss, neutrale Zone und Neuanfang.

An Umbrüchen reifen

Wir möchten, dass dieses Buch ein wertvoller Begleiter für Sie wird, wenn Sie eine Veränderung vorhaben oder auch schon mittendrin stecken. Es soll Ihnen helfen zu begreifen, was mit Ihnen geschieht, wenn Sie in der Achterbahn der Gefühle durchgerüttelt werden, und es soll Ihnen Möglichkeiten eröffnen, an diesem Lebensumbruch zu reifen, auch wenn Sie noch nicht in dem Lebensalter stehen, dem normalerweise das Prädikat der Weisheit zuerkannt wird.

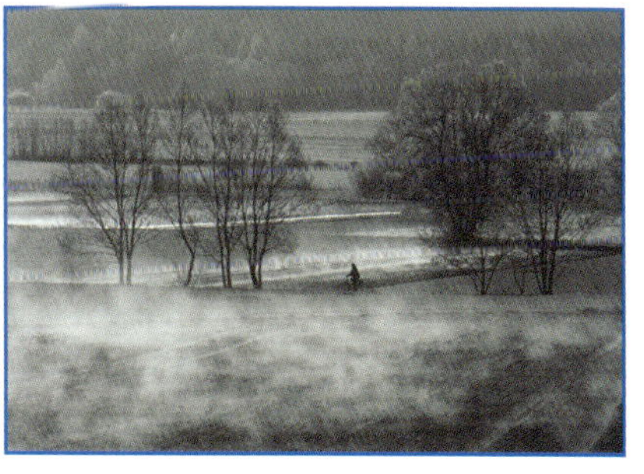

Passst dieses Buch zu Ihrer Situation?

Wenn Sie selbst oder ein Ihnen nahe stehender Mensch mit einer der unten aufgeführten Umbruchsituationen konfrontiert sind, dann wird Ihnen dieses Buch nützlich sein.

Beispiele für Umbrüche

- Scheidung oder Trennung, Ende einer wichtigen Beziehung
- neue Partnerschaft
- Tod eines nahe stehenden Menschen aus der Familie oder Tod eines engen Freundes
- schwere Krankheit oder Unfall bei Ihnen selbst oder einem nahe stehenden Menschen
- Wohnortwechsel
- Eheschließung
- Geburt eines Kindes
- Auszug der Kinder oder Rückkehr ins Elternhaus
- Aufgabe einer Sucht
- Eintritt in den Ruhestand bei Ihnen selbst oder Ihrem Lebensgefährten
- berufliche Neuorientierung
- beruflicher Aufstieg, Abstieg oder andere Veränderungen am Arbeitsplatz
- Veränderungen in der Chefetage, der Firmenstruktur, Fusionierung oder Vergrößerung des Betriebs
- Beginn oder Abschluss einer Ausbildung
- Gründung einer neuen Firma
- Erfolg bei Ihnen selbst oder einem Ihnen nahe stehenden Menschen

Selbst wenn Sie nicht unmittelbar von einer der genannten Veränderungen betroffen sind, kann Ihnen das Buch Anstöße geben, besser mit Problemsituationen umzugehen, wie sie jeder von uns von Zeit zu Zeit durchzumachen hat.

Echte Umbruchserfahrungen werden gewöhnlich mit größeren Veränderungen im Leben in Verbindung gebracht, doch wir durchlaufen den im Kapitel ›Was ist ein Übergang‹ beschriebenen siebenstufigen Zyklus oft auch bei ganz alltäglichen Vorkommnissen. Weil diesen Situationen in der Regel kaum Neues oder Überraschendes anhaftet, ist man sich der Abweichung vom Vertrauten lediglich weniger bewusst. Sobald sich jedoch ein tief greifender Lebensumbruch vollzieht, können die Höhen und Tiefen des Wandels sich sehr intensiv bemerkbar machen.

Alltägliche Wandlungen

Wovon dieses Buch handelt

Nach der Lektüre des Buches und der Beschäftigung mit den darin vorgeschlagenen Übungen müssten Sie sehr viel besser im Stande sein, all die Veränderungen zu meistern, die nun einmal einen Großteil unserer Lebenserfahrungen ausmachen. Das Bewusstsein, dass das, was man durchmacht, etwas Natürliches und durchaus Vorhersagbares ist, macht die Berg- und Talfahrt im Angesicht der Veränderung zudem weit weniger bedrohlich. Zu wissen, dass andere Menschen ähnliche Kämpfe gekämpft haben, erleichtert den eigenen Kampf.

Keine Angst vor Neuem!

Die sieben Phasen des Veränderungsprozesses, die im folgenden Kapitel vorgestellt und danach noch genauer erläutert werden, bieten Ihnen eine Landkarte des Gebiets, das Sie durchqueren werden. Es enthält genaue Beschreibungen der Wegmarken, auf die Sie auf ihrer Reise wahrscheinlich stoßen werden, und Hinweise zur Ausrüstung, die Sie benötigen, um sich nicht zu verirren. Sie werden auch Ratschläge finden, wie Sie es vermeiden können, in jenem berüchtigten ›Sumpf‹ stecken zu bleiben, der zu den unangenehmsten Etappen der Reise gehört.

Ein Kompass durch die Krise

Natürlich werden Sie, wie jeder Mensch, die Reise auf Ihre ganz eigene, persönliche Weise machen. Die einen fahren lieber Autobahn, während die anderen sich für die landschaftlich reizvolle Panoramastrecke entscheiden. In jedem Fall werden Sie bereichert aus diesem Abenteuer hervorgehen, wenn Sie das richtige Gepäck dabei haben. Wir möchten Ihnen die nötigen Hilfen an die Hand geben, damit Sie unbeschadet den Schritt aus der tröstlichen Bequemlichkeit des Vertrauten in das erregende Unbekannte tun können.

Eigene Stärken entdecken

Zugleich möchten wir Sie dazu anregen, eigene Stärken zu entdecken, die Ihnen durch die dunkleren Tage eines einschneidenden Wechsels hindurchhelfen können. Die im Buch eingestreuten Übungen werden Ihnen größeres Selbstbewusstsein und ein klareres Bewusstsein der Stärken, die Sie bereits besitzen, vermitteln.

Typische Merkmale

Das Buch ist in drei Teile gegliedert: Teil 1 schildert das ›Wesen persönlicher Wandlung‹. Es geht darin um die typischen Merkmale jeder Lebensveränderung. Die siebenstufige Abfolge von Anpassungsreaktionen, die zu beobachten ist, wenn Menschen größere Veränderungen durchlaufen, wird dargestellt, und die Faktoren, die einen solchen Übergang mehr oder weniger einschneidend gestalten, werden genannt.

In Teil 2 werden Sie mitgenommen auf eine Reise durch die sieben Stufen des Übergangs, ergänzt durch Fallbeispiele. Dazu wird erläutert, warum die einzelnen Stufen eintreten, wie sie sich bemerkbar machen, wo Sie Unterstützung finden können und wie Sie die jeweilige Stufe zu einem guten Abschluss bringen können. In Teil 3 geht es um Veränderungserfahrung und inneres Wachstum. Sie erfahren etwas über Fähigkeiten, die Ihnen in Zeiten des Übergangs helfen können; wir setzen uns damit auseinander, inwieweit Glaubensüberzeugungen die Erfahrung von Veränderung beeinflussen; und schließlich wird erläutert, wie Sie sich inmitten des ganzen Chaos eine positive Grundhaltung bewahren und in solchen belastenden, oft stressreichen Zeiten körperlich und seelisch gesund bleiben können.

Die Bedeutung des Sinns

Am Schluss des Buches gehen wir darauf ein, wie wichtig das Bewusstsein eines Sinns im eigenen Leben ist und dass Menschen ohne einen solchen Lebenssinn krank werden können. Das letzte Kapitel schließlich gibt Ihnen einen Katalog von zehn Maßnahmen an die Hand, die helfen können, Krisenerfahrungen im Sinne inneren Wachstums zu nutzen.

Vom Umgang mit diesem Buch

Praktisches Arbeitsbuch

Es gibt viele Möglichkeiten, wie Sie von diesem Buch und Ihren ganz persönlichen Veränderungserfahrungen profitieren können. Man kann sich zum Beispiel beim Lesen Notizen machen und die Übungen in jedem Kapitel der Reihe nach durcharbeiten.

Eine andere Möglichkeit ist, sich nur an den Text zu halten und die Übungen einfach beiseite zu lassen. Dafür brauchen Sie nur ein oder zwei Stunden und wissen dann am Ende trotzdem eine ganze Menge über den Anpassungsprozess in der Veränderung und die Dinge, die Ihnen widerfahren, wenn Sie eine solche Veränderung in Ihrem Leben durchmachen.

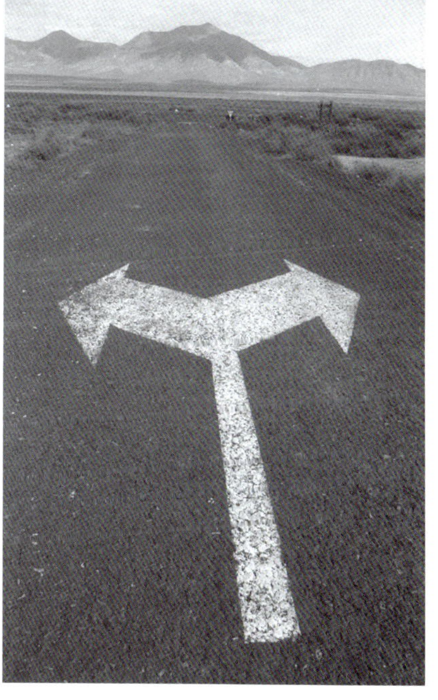

Ein dritter Ansatz wäre, nachdem Sie festgestellt haben, in welchem der sieben Stadien Sie sich gerade befinden, gleich auf das Kapitel zuzugreifen, das sich mit diesem Stadium auseinander setzt, und sich gezielt zu erarbeiten, was Sie tun müssen, um in der gegenwärtigen Situation weiterzukommen.

Wir hoffen, dass Sie die Fallbeispiele, den Text und die Übungen hilfreich für sich selbst und andere finden werden, um konstruktiv mit Veränderungen im Leben umzugehen.

Hoffentlich haben Sie Freude an diesem Buch und erfahren daraus Hilfe für Ihren eigenen Lebensweg. Wenn Sie nach dem Lesen feststellen, dass die Reise alle Beschwernisse, die Sie durchgemacht haben, wert war, und der Welt mit einer neuen, optimistischen Weltsicht gegenübertreten können – dann ist unser Anliegen erfüllt.

Vom Wesen des Übergangs

Ein Übergang ist eine *Reise* – ein Weg der Anpassung an eine neue Situation. Übergänge entstehen durch eine Scheidung, einen Wohnortwechsel, eine berufliche Veränderung, die Geburt eines Kindes – immer dort, wo vom Menschen eine Anpassungsleistung verlangt wird.

Erkennbare Muster

Wir, die Autoren, haben in unserem eigenen Leben und in unserer Arbeit mit unzähligen Menschen, die eine Veränderung durchmachten, festgestellt, dass solche Übergänge offenbar stets nach einem bestimmten Muster ablaufen. Die meisten Menschen berichteten, dass das Durchschauen dieses Musters ihnen in zweifacher Hinsicht hilfreich war. Erstens tat es ihnen gut zu wissen, dass sich bei aller Einzigartigkeit der eigenen Erfahrung mitten durch Chaos und Verwirrung ein roter Faden zieht. Zweitens tröstet es gerade in den schweren Zeiten, die in einem Veränderungsprozess nicht ausbleiben, wenn es gelingt, zu verstehen, was mit einem geschieht. Aus diesem Verständnis heraus kann der Blick dann offen werden für die Zukunft, wenn es keine Vergangenheit mehr gibt und die Gegenwart alles andere als angenehm ist.

Vergangenheit Gegenwart Zukunft

Das vorliegende Kapitel bietet den ersten kurzen Überblick über das ganz natürliche und vorhersagbare Muster menschlicher Übergangserfahrungen. Im Kapitel ›Vom Schmerz der Wandlung‹ werden wir dann einige der Faktoren betrachten, von denen es abhängt, wie intensiv die sieben Phasen der Veränderung erlebt werden. Vielleicht werden Sie beim Lesen auch einige interessante Entdeckungen im Blick auf Ihre eigene Vergangenheit und frühere Lebenseinschnitte machen. Wenn Sie ein Verständnis für die Stufenfolge entwickelt haben, nach der sich größere Veränderungen im Leben gewöhnlich vollziehen, werden Sie in jedem Fall imstande sein, solche Veränderungen künftig besser zu meistern.

Der Prozess des Übergangs

Wir haben darauf hingewiesen, dass der Prozess des Übergangs sowohl vorhersagbar als auch ganz natürlich ist. Im Folgenden wollen wir diesen Prozess genauer betrachten und dabei zunächst auf die bereits erwähnte Abfolge von sieben Übergangsstufen eingehen.

Es gibt zwar Mittel, mit deren Hilfe man die Reise durch die unangenehmen Regionen des Übergangsprozesses beschleunigen kann, doch bis jetzt konnten wir leider keine Möglichkeit entdecken, diese Etappen ganz zu vermeiden. Im Gegenteil: Wem es gelingen würde, diese Passagen des Übergangs gänzlich zu umschiffen, der würde sich damit der Chance berauben, Fähigkeiten auszubilden, die ihm auch in anderen Lebensbereichen überaus nützlich sein können.

> Was man einmal im Wesen begriffen hat, geht nie wieder verloren.

Mögliche Rückfälle

Dabei darf man nicht vergessen, dass die Stufen der Anpassung an eine Veränderung hier zwar als feste Abfolge dargestellt werden, dass das eigene Erleben jedoch nicht immer so linear verläuft. Bei jedem größeren Übergang kann es nicht immer nur vorwärts gehen, sondern es kommt zwischendurch auch immer wieder zu Rückfällen. So kann das Gefühl der Kraft und Zuversicht von einem Tag auf den anderen, ja von einer Minute zur anderen in Hilflosigkeit und Verzweiflung umschlagen. Oder man erlebt in einem Übergang lange Phasen der ›Wut auf alles und jeden‹, von denen man in anderen Zeiten völlig verschont bleibt.

Doch zunächst: Damit die Beschreibung der sieben Stufen für Sie lebendig wird, nehmen Sie sich bitte einige Minuten Zeit, um ein paar Fragen zu beantworten. Die Stufenfolge wird Ihnen dadurch persönlich sehr viel näher rücken und Sie können Ihre Erfahrungen eines noch andauernden oder kürzlich erlebten Übergangs mit unserer Beschreibung vergleichen.

Vielleicht möchten Sie Ihre Antworten schriftlich festhalten. Wir werden Ihnen beim Lesen des Buches immer wieder Fragen stellen, die Sie zum Nachdenken anregen sollen – deshalb ist es sinnvoll, wenn Sie sich Stift und Papier bereitlegen.

Übung: Beschreibung des Übergangs

- Denken Sie an einen wichtigen Übergang, den Sie persönlich erlebt haben, am besten an einen, der noch nicht zu weit zurückliegt und an den Sie sich noch gut erinnern, oder an einen, der noch fortdauert.

Stufen des Übergangs

- Jetzt stellen Sie sich diesen Übergang als eine Reihe von Stufen vor, mit einem Anfang, einer Mitte und einem Ende. Die unten skizzierte Zeitlinie bietet die Möglichkeit, sich diese Stufen vorzustellen. Markieren Sie die Linie an der Stelle, an der Sie sich zum gegenwärtigen Zeitpunkt befinden.

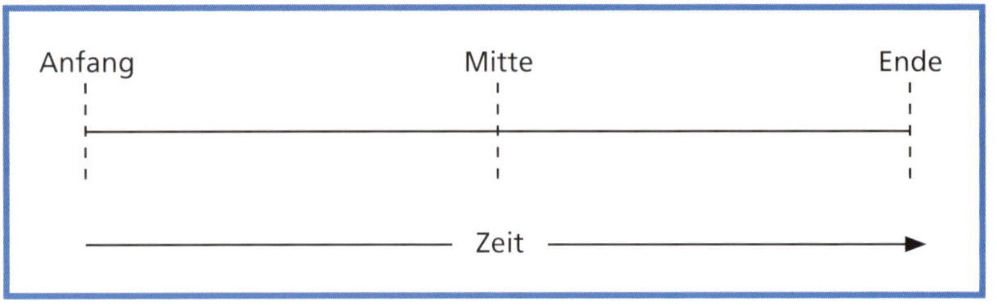

- Machen Sie sich Notizen zu den Auslösern des Übergangs.

Rückblick

- Konzentrieren Sie sich nun auf den Anfang des Übergangs – auf die ersten Stunden oder Tage. Wie haben Sie reagiert, wie sind Sie damit fertig geworden? Was waren die ersten Gefühle, an die Sie sich erinnern?
- Was ist Ihnen aus der Mitte des Übergangs am stärksten im Gedächtnis geblieben – Gutes und Schlechtes? Welche Gefühle hatten Sie?

Vorausschau

- Denken Sie nun an die Zukunft (die Spanne rechts von Ihrer Markierung): Welche Herausforderungen oder Erfahrungen werden Ihrer Ansicht nach noch auf Sie zukommen, bevor die Anpassung an die Veränderung zum Abschluss gekommen ist? Mit welchen Gefühlen rechnen Sie in der Zeit, die noch vor Ihnen liegt?
- Lesen Sie sich Ihre Antworten nochmals durch und ergänzen Sie sie, soweit das möglich ist. Wir werden später auf die Übung

zurückkommen, wenn wir Sie bitten, ihre eigene Übergangserfahrung mit der Beschreibung der Stufen zu vergleichen.

Stimmungsschwankungen während einer Übergangserfahrung

Wir haben die Erfahrung gemacht, dass es hilfreich ist, die sieben Stufen des Übergangs mit einer Stimmungskurve zu verbinden (siehe Skizze). Sie macht deutlich, welchen Schwankungen die Stimmung während des Anpassungsprozesses an eine größere Veränderung unterworfen ist. Die Kurve zeigt zum einen den linearen Verlauf der Veränderung und hilft, den eigenen Standort deutlich zu machen. An bestimmten Punkten bewegt man sich vielleicht eher von links nach rechts, an anderen möglicherweise von rechts nach links. Daneben gibt es in der Krise aber auch Zeiten emotionalen Stillstands.

Wechselbäder der Gefühle

Stufen des Übergangs

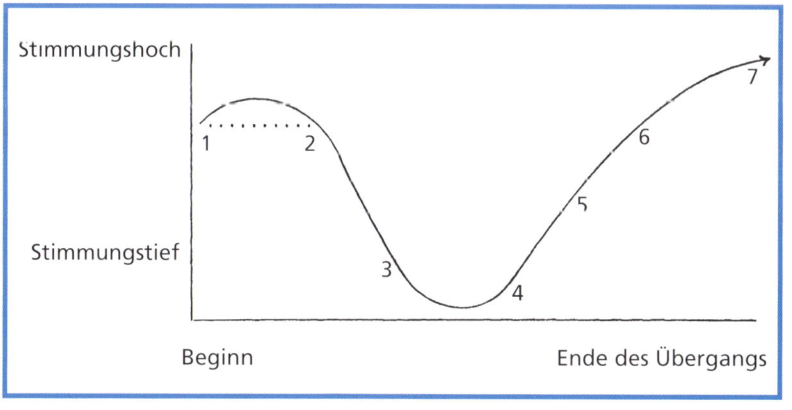

Die gepunktete Linie auf der linken Seite der Kurve bedeutet, dass der Beginn eines Übergangs nicht zwangsläufig mit einem ›Stimmungshoch‹ verbunden sein muss. Wer sich selbst zur Veränderung entschlossen hat, befindet sich anfangs allerdings meistens in

Hochstimmung. Wenn die Veränderung jedoch von außen ›auferlegt‹ wird und gar nicht gewollt wurde, führt dies mit hoher Wahrscheinlichkeit zu einem starken Absinken der Kraft oder der Stimmung des Betroffenen.

Die sieben Stufen der Anpassung

Die folgende knappe Charakterisierung gibt einen Vorgeschmack auf das, was geschieht, wenn sich jemand auf den schwierigen Weg der Anpassung an eine Lebensveränderung macht. Im zweiten Teil des Buches, ›Die sieben Stufen des Übergangs‹, werden die einzelnen Stufen dann noch genauer ausgeführt.

Wenn Sie die folgenden Seiten lesen, sollten Sie dabei weiter an die persönliche Übergangserfahrung denken, die Sie oben skizziert haben, und sie mit der Darstellung vergleichen. Nehmen Sie sich einen Augenblick Zeit und überlegen Sie, wie alles anfing, was seither geschehen ist, wo Sie im Augenblick stehen und was Ihrer Meinung nach noch vor Ihnen liegt, dann wird es Ihnen leichter fallen, einen Zusammenhang zwischen unserer Beschreibung der ›Stufen‹ und ihrem persönlichen Erleben herzustellen.

Sie sollten sich darüber klar werden, wie weit Sie in Ihrer gegenwärtigen Übergangserfahrung bereits gekommen sind, und Vorstellungen entwickeln, worin Ihre nächsten Schritte auf dem Weg zur endgültigen Anpassung bestehen könnten.

Eigene Erfahrungen

Vielleicht möchten Sie unserem Modell auch eine eigene Stufe hinzufügen. Passen Sie die Kurve ruhig ihrer ganz persönlichen Situation an. Die sieben Stufen decken sich zwar mit den Erfahrungen vieler Menschen, doch sie sollen Ihnen ganz persönlich weiterhelfen; scheuen Sie sich deshalb nicht, völlig frei mit dem Schema umzugehen.

Machen Sie sich jedoch grundsätzlich eines bewusst: Ob Sie die Veränderung, die Sie meistern müssen, nun frei gewählt haben oder ob sie Sie ereilt hat – höchstwahrscheinlich werden Sie alle sieben Stufen durchlaufen müssen.

Stufe 1: Betäubung
Wenn Ihnen aufgeht, dass eine Veränderung eingesetzt hat, überkommt Sie wahrscheinlich ein Gefühl der Betäubung und Unwirklichkeit, als blickten Sie durch eine Kameralinse, die nicht scharf gestellt ist. Was davor völlig klar war, ist jetzt verschwommen. Vielleicht fühlen Sie sich völlig erschlagen oder wie gelähmt und gehen herum wie im Traum, ohne zu wissen, was Sie tun und wo Sie eigentlich hinwollen!

Lähmender Zustand

Patrizia, eine Teilnehmerin an einem unserer Workshops, erinnerte sich, dass sie in den ersten Stunden, nachdem man ihr ihre Arbeitsstelle gekündigt hatte, nicht glauben konnte, was geschehen war. Sie sagte, ihr Kopf habe sich angefühlt wie mit Watte gefüllt: »Ich konnte einfach nicht glauben, dass es wahr ist, und dachte, ich bilde mir alles nur ein.«

Die meisten Menschen berichten, dass sie ganz zu Anfang eines einschneidenden Übergangs Schwierigkeiten hatten, planvoll zu handeln oder sich über längere Zeit zu konzentrieren. Sie konnten nicht mehr folgerichtig denken und hatten jede klare Einschätzung ihrer Situation verloren.

Stabilität wird brüchig

In diesem Stadium gilt es zu erkennen, dass alle scheinbare Stabilität in unserem Leben bestenfalls vorübergehend ist; die meisten von uns befinden sich fast ständig in einer Übergangssituation.

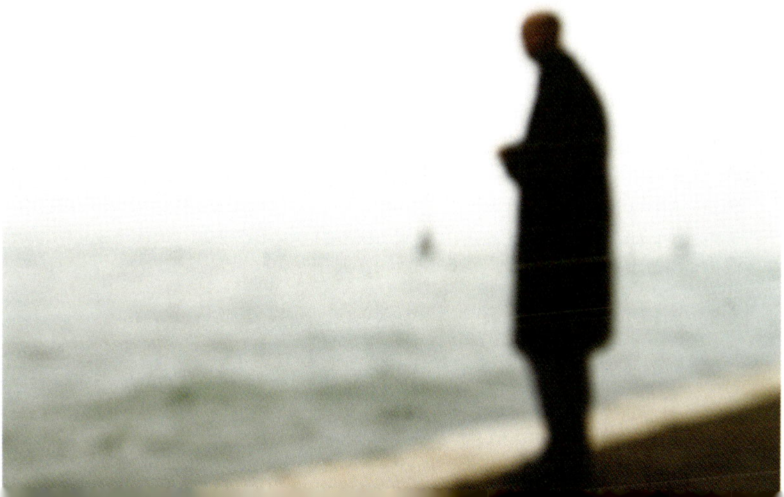

Stufe 2: Leugnung
Die natürlichste – oder zumindest häufigste – Reaktion, die den Menschen hilft, die ersten Tage nach einem wichtigen Lebenseinschnitt zu überstehen, ist, ganz normal weiterzuleben. Sie bagatellisieren die tatsächliche Bedeutung der Veränderung, jedenfalls in den Augen der Außenwelt.
Es ist die Phase der Leugnung. Möglicherweise werden Sie sogar leugnen, dass es überhaupt zu einer Veränderung gekommen ist, und stattdessen Ihre ganz Kraft darauf konzentrieren, so zu tun, als sei alles in Ordnung. Manche Menschen suchen in dieser Zeit auch Halt im unmäßigen Genuss von Alkohol oder Essen.

Gefahr der ›Verdrängung‹

Johannes, ein enger Freund von uns, schien uns eine Woche, nachdem seine Freundin an Krebs gestorben war, geradezu in Hochstimmung zu sein. Er erzählte allen, wie schön der Abschied von ihr gewesen war, dass sie jetzt von ihren Leiden erlöst sei und dass es ihm gut ginge. Danach war er eine Zeit lang nur noch mit einem Drink in der Hand anzutreffen. Er sagte, er feiere ihre Freiheit. Erst nach mehr als einem Monat konnte er offen äußern, dass es ihm ganz und gar nicht gut ging und dass er nicht wisse, wie sein Leben weitergehen solle.

Mut für den Neubeginn

Diese Stufe ermöglicht es, uns zumindest eine Zeit lang gegen die Folgen der Veränderung abzuschotten. Sie hilft uns, den Mut zu finden, den wir für die Reise, die nun vor uns liegt, dringend brauchen. Ein allzu langes Verharren auf dieser Stufe kann die Anpassung jedoch erschweren.

Stufe 3: Der Abgrund
Schließlich funktionieren Abschwächung und Leugnung nicht mehr, und die Realität holt Sie ein. An diesem Punkt beginnen Sie wahrscheinlich damit, Fragen zu stellen – angefangen mit der Frage »Warum gerade ich« bis hin zur Frage nach dem Sinn des Lebens überhaupt. Möglicherweise verfallen Sie in eine immer tiefere Depression, weil Sie das Gefühl haben, keinerlei Kontrolle mehr über Ihre Gefühle und Ihre gegenwärtige Situation zu haben.
Ebenso häufig kommt es zu plötzlichen Wutausbrüchen und Gefühlen der Überforderung, zu Augenblicken abgrundtiefer Trauer und verzweifelten Kummers. Selbst wenn es sich um einen Übergang handelt, den Sie gewollt und selbst gewählt haben, führt das Ausmaß der notwendigen Anpassung wahrscheinlich zu einer Phase des Selbstzweifels und hadernden Hinterfragens.

Depressionen, Wutausbrüche, Trauer …

Frank war Zeuge eines Arbeitsunfalls geworden, bei dem zwei seiner Kollegen ums Leben kamen. Anfänglich dachte er, was er doch für ein Glück hatte, noch am Leben, noch einmal davongekommen zu sein. Doch dann »traf es mich wie eine Tonne Ziegelsteine«, berichtete er. Im einen Augenblick war noch alles gut, im nächsten brach er plötzlich in Tränen aus. Er fing an zu grübeln, warum gerade er den Unfall überlebt hatte, und zweifelte daran, dass er je wieder ›normal‹ würde leben können.

Ihre Aufgabe in dieser Stufe ist es, Ihre Gefühle der Trauer oder des Zorns zu akzeptieren. Je angestrengter Sie sich bemühen, Ihren Schmerz zu überwinden, desto länger wird er anhalten. (Wenn Sie dieses schmerzhafte Stadium zu rasch hinter sich lassen wollen, kann es sogar geschehen, dass Sie auf Stufe 2 zurückfallen.) Der beste Rat für das Durchqueren dieser bitteren Wegstrecken ist deshalb: Geben Sie sich selbst die Zeit, die nötig ist, um dieses Stadium des Schmerzes ganz zu durchleben, bevor Sie Ihren Weg fortsetzen.

Geduld!

Stufe 4: Loslassen
Bis zu diesem Punkt verbringen die Menschen viel Zeit damit, über die Vergangenheit nachzudenken. Wenn dann jedoch der Schmerz durchlebt ist und Sie anfangen, mit dem Verlust leben zu können, sind Sie wahrscheinlich auch bereit, sich dem Neuen zuzuwenden und in die Zukunft zu blicken. Am Anfang fällt das Loslassen schwer, doch irgendwann kommt der Augenblick, an dem Sie wissen, dass Sie es schaffen werden, und von da an wird das Leben wieder leichter. Zugleich ist diese Stufe eine Zeit der Vergebung.

Blick in die Zukunft

Marie war seit sechs Monaten geschieden, als sie eines Morgens aufwachte und das Gefühl hatte, dass der Schmerz des Verlassenwordenseins nachließ. Sie sagte, sie konnte sich zumindest vorstellen, dass es ihr wieder gut gehen würde, und plötzlich spürte sie eine ganz neue Zuversicht im Blick auf das neue Leben, das vor ihr lag. Sie erzählte: »Es war, als ob eine ganz leise Stimme in mir sagte: ›Gut, Marie, es wird Zeit weiterzuleben!‹« Sie wusste, dass noch ein langer Weg vor ihr lag, aber sie hatte angefangen, nach vorn zu blicken.

Nehmen Sie sich Zeit!

Diese Kehrtwendung bedeutet häufig einen Durchbruch und hat ein ganz neues Gefühl des Optimismus zur Folge. Man sammelt wieder Kraft und fängt an, sich eine neue Zukunft zu schaffen. Oft kommt es allerdings davor noch zu einer Phase der Stimmungsschwankungen, in der wir im einen Augenblick glauben, auf dem Weg auf die andere Seite zu sein, und im nächsten wieder zurück in den Abgrund fallen. Das ist ganz normal; es braucht seine Zeit, die alte Situation loszulassen. In dieser Phase ist es besonders wichtig, mit sich Geduld zu haben und liebevoll mit sich umzugehen.

Stufe 5: Neues Selbstwertgefühl
Dieses überaus anregende und aufregende Stadium steckt voller Energie und Begeisterung. Während Sie sich von der Vergangenheit frei machen und mit neuer Zuversicht den Schritt in die Zukunft wagen, suchen Sie aktiv nach Möglichkeiten, sich in der neuen Situation zu bewähren und Ihre Grenzen neu abzustecken.
Durch dieses Ausprobieren neuer Verhaltensweisen und das Entwickeln neuer Fähigkeiten entdecken Sie in sich ein ganz *neues Selbst*. Manchmal werden Sie sich vorkommen wie ein Missionar, der eine Vision hatte und seine Erkenntnis unbedingt an andere weitergeben möchte. Dabei können Sie unter Umständen mit ihrem Übereifer Ihrer Umwelt manchmal ganz schön auf die Nerven gehen.

Energie wird frei

Karen, Angestellte in der Personalabteilung eines Krankenhauses, erinnerte sich, dass sie etwa einen Monat nach Antritt ihrer neuen Arbeitsstelle das Gefühl hatte, jedes nur denkbare organisatorische Problem lösen zu können. Leicht verlegen erzählte sie uns, dass sie erst später erkannte, wie sie eine ganze Reihe von Kolleginnen und Kollegen, mit denen sie in dieser Zeit zusammenarbeitete, ziemlich vor den Kopf gestoßen hatte, weil sie jede Aufgabe, die man ihr übertrug, auf der Stelle erledigen wollte. Als sie erkannt hatte, dass sie zu weit gegangen war, wurde sie zuerst wieder eine Zeit lang in den ›Abgrund‹ gestürzt.

Gefahr der Selbstüberschätzung

Die häufigste Erfahrung dieser Stufe ist ein wachsendes Selbstvertrauen, das aus der Tatsache herrührt, dass man das Steuer seines Lebens selbst in die Hand genommen hat und mit der eingeschlagenen Richtung zufrieden ist. Gute Freunde, die einschreiten, wenn man über das Ziel hinaus schießt, können in dieser Zeit sehr wichtig sein. Sie bringen einen zurück auf den Boden der Tatsachen – falls man sie nicht abschreckt.

Stufe 6: Sinnsuche

In diesem Stadium versuchen Sie, den Übergang noch einmal in Gedanken nachzuvollziehen und herauszufinden, welche Bedeutung diese Veränderung in Ihrem Leben hatte. Dabei spüren Sie eine allmähliche Richtungsänderung Ihrer inneren Kraft: Auf den Tatendrang und die ungebremste Aktivität von Stufe 5 folgt ein Rückzug nach Innen. Sie verbringen mehr Zeit mit sich allein, denken über das Geschehene nach und versuchen, einen Sinn darin zu finden. Und während Sie auf diese Weise Ordnung in Ihre Erfahrungen bringen, fangen sie zugleich an, die vielen ›Schätze‹ mit neuen Augen zu betrachten, die Sie auf ihrer Reise gefunden haben.

Rückzug nach innen

Vielleicht beschließen Sie an diesem Punkt, für Menschen dazusein, die ganz am Anfang des Anpassungsprozesses stehen, den Sie gerade hinter sich haben. Wenn Ihre Übergangserfahrung zum Beispiel durch eine Scheidung ausgelöst wurde, möchten Sie vielleicht jemandem helfen, der gerade eine Scheidung durchmacht; wenn Sie einen Ihnen nahe stehenden Menschen verloren haben, wollen Sie vielleicht anderen in ihrem Leid beistehen. In diesem Stadium möchten viele Menschen die Erkenntnisse, die sie aus ihren eigenen Erfahrungen gewonnen haben, an andere weitergeben.

Als die Sowjets ihre Truppen aus Afghanistan abzogen, reisten viele Vietnamveteranen aus den USA nach Moskau, um ihren sowjetischen Gegenspielern bei der Anpassung an die neue Situation – die Rückkehr in die Heimat – zu helfen. Als man sie nach dem Grund fragte, antwortete einer der Vietnamveteranen: »Wenn man durchgemacht hat, was wir durchgemacht haben, und diese Erfahrung einigermaßen bewältigt hat, kommt unweigerlich der Zeitpunkt, an dem man spürt, dass man etwas zurückgeben sollte.«

Stufe 7: Integration

Nachdem Sie Abstand gewonnen und herausgefunden haben, was die Erfahrungen der letzten Zeit für Sie selbst bedeuten, können Sie Ihre Erlebnisse und Entdeckungen nun in Ihren Alltag integrieren. Im Zuge dieses Prozesses werden Sie feststellen, dass Sie die Welt mit neuen Augen sehen und dass Ihr Vertrauen in die Zukunft gewachsen ist, ohne dass Sie ständig innehalten und darüber nachdenken müssen.

Jetzt dürfen Sie zu Recht davon ausgehen, dass der Übergang – abgesehen von kurzen ›Rückblenden‹ – abgeschlossen ist. Sie werden weiterhin aus den gemachten Erfahrungen lernen, doch von nun an werden Sie Ihre Kraft und Zeit anderen Dingen widmen – wer weiß, vielleicht wartet ja schon der nächste Übergang auf Sie …

Krisen überwinden …

Wir wissen aus eigener Erfahrung, dass die Versuchung groß ist, die schmerzlichen Stadien des Übergangsprozesses zu überspringen und das Ganze so schnell wie möglich hinter sich zu bringen. Doch wir wissen auch, dass die Stufen einer tief greifenden Lebensveränderung, die man auslässt, das nächste Mal um so schmerzlicher durchlebt werden müssen.

Je besser es Ihnen gelingt, dem Übergangsprozess seinen natürlichen Lauf zu lassen und ihn weder künstlich voranzutreiben noch so zu tun, als seien Sie schon viel weiter, als Sie tatsächlich sind, desto wahrscheinlicher ist es, dass Sie am Ende Frieden mit sich selbst schließen können und gestärkt aus dem Ganzen hervorgehen. Und je offener Sie bleiben für alles, was in den verschiedenen Stufen auf Sie zukommt, desto größeren Nutzen werden Sie aus Ihren Erfahrungen ziehen, ja Sie werden erleben, dass Sie durch die Krise an Erkenntnis und Weisheit gewachsen sind.

… und an ihnen wachsen!

Vom Schmerz der Wandlung

Übergangserfahrungen werden sehr unterschiedlich erlebt. Manche Betroffenen beschreiben sie als ›eine Woge der Veränderung‹, andere sprechen von einer Reihe überraschender ›Kettenreaktionen‹. Wieder andere haben das Gefühl, in einer Achterbahn zu sitzen oder einen wilden Tiger zu reiten, auf dem Dach eines Zuges dahinzurasen oder in einen schwarzen Schacht einzufahren – so dass sie sich fragen, ob ihr Leben jemals wieder in normale Geleise zurückkehren wird.

Acht Schritte der Wandlung

Acht verschiedene Faktoren scheinen dafür verantwortlich zu sein, wie einschneidend ein Übergang empfunden wird und wie stark er die Betroffenen aus der Bahn wirft.

1 Von zentraler Bedeutung ist die **Neuheit**, das heißt, es kommt darauf an, wie überraschend die Veränderung kommt und wie unsicher oder unvertraut die neue Situation ist, in der man sich plötzlich befindet. Wer in der Veränderung gleichsam im Dunkeln herumtastet, wird die sieben Stufen des Übergangsprozesses wahrscheinlich sehr viel intensiver zu spüren bekommen. Ein hoher Neuheitsgrad hat außerdem zur Folge, dass sich die Phase des Schwankens zwischen Voranschreiten und Zurückfallen auf frühere Stufen in der Regel länger hinzieht.

Allerdings wurde immer wieder berichtet, dass man durchaus auch bei gewollten, selbst gewählten Veränderungen Überraschungen erleben kann. Oft bringt ein scheinbar einfacher, gewollter Übergang wie zum Beispiel ein Umzug ganz neue Erfahrungen mit sich, wenn man etwa feststellt, dass man nicht mehr die gewohnten Lebensmittel kaufen kann, dass einem nicht mehr die gleichen Dienstleistungen zur Verfügung stehen oder dass das Verhältnis zu den neuen Nachbarn ein völlig anderes ist als ›zu Hause‹.

Umgang mit Abschieden

2 Die erlebte Intensität der sieben Stufen hängt außerdem davon ab, wie konkret die eigenen **Erwartungen** im Blick auf die Folgen der Veränderung sind. Menschen mit einer klaren Vorstellung davon, was sie durch die Veränderung erreichen wollen, empfinden die Krise in der Regel weniger stark und scheinen die einzelnen Stufen schneller zu durchlaufen.
Wenn man sich selbst für den Übergang entschieden hat, ist es nicht allzu schwierig, sich schon vorher ein einigermaßen deutliches Bild des Kommenden zu machen. Wer dagegen von den Ereignissen überrollt wird, hat es sehr viel schwerer, eindeutige Erwartungen zu entwickeln. Dennoch sollte man sich darum bemühen, sobald man dazu in der Lage ist.
Wir haben oft festgestellt, dass diese Erwartungen nicht unbedingt der Realität entsprechen müssen, solange die Betroffenen bereit sind, sich den neuen Gegebenheiten anzupassen. Wenn jemand jedoch gar keine Erwartungen hat – zum Beispiel darüber, wie sich eine neue Beziehung gestalten wird –, wird der Anpassungsprozess schwerer fallen, als wenn er von vornherein damit rechnet, glücklich zu werden. Andererseits gibt es auch Menschen, die lieber jeden Tag nehmen, wie er kommt, und damit gut zurechtkommen.

Visionen

3 Der **Lebensabschnitt**, in dem man sich zum Zeitpunkt eines wichtigen Übergangs befindet, kann ebenfalls entscheidend dafür sein, wie schmerzlich der Prozess erlebt wird und wie rasch die sieben Stufen bewältigt werden. Gail Sheehy in ihrem Buch *Passages* und Daniel Levinson in *Seasons of A Man's Life* stellen übereinstimmend fest, dass Menschen in bestimmten Lebensphasen innerlich stabiler sind als in anderen. Die *midlife crisis* ist das wohl am häufigsten angeführte Beispiel für einen von Instabilität und starken Selbstzweifeln geprägten Lebensabschnitt.

midlife crisis

Lebensumbrüche wie Eheschließung, Scheidung oder berufliche Veränderungen, die während eines stabilen Lebensabschnitts eintreten, werden mit hoher Wahrscheinlichkeit weniger schmerzhaft erfahren und die Anpassung an sie erfordert einen geringeren Kraftaufwand, als wenn man sie während eines ›unsicheren‹ Lebensabschnitts bewältigen muss.

4 Auch die **Anzahl der Übergänge**, die gleichzeitig verarbeitet werden müssen, hat Auswirkungen auf die Intensität der neuen Erfahrungen. Wenn man gerade eine Scheidung durchstehen muss, und dann stirbt überraschend ein Elternteil, werden beide Einschnitte intensiver empfunden, als wenn es nur eine Veränderung zu verkraften gälte.
Der jeweilige Lebensabschnitt spielt hier wieder mit hinein. So kann eine größere Veränderung zum Startschuss für einen neuen, turbulenten Lebensabschnitt werden. Im Grunde sind auch bestimmte Passagen innerhalb eines Lebensabschnitts und die Phasen zwischen den verschiedenen Lebensabschnitten nichts anderes als Übergänge.

Folgeerscheinungen

Ein einschneidender Umbruch, zum Beispiel eine Scheidung, zieht zudem oft weitere größere Veränderungen nach sich, wie etwa einen Wohnortwechsel, ein verändertes Verhältnis zu den Kindern, Veränderungen im sozialen Umfeld, vielleicht eine neue Partnerschaft, bis hin zur beruflichen Neuorientierung. Wir alle haben schon solche Kettenreaktionen erlebt, die die ohnehin massive Belastung natürlich stark erhöhen und viel Kraft kosten.
Wenn Sie also die Wahl haben, wie viele Veränderungen Sie gleichzeitig in Angriff nehmen wollen, raten wir zu nur einer großen Veränderung auf einmal. (Das ist natürlich leichter gesagt als getan!)

5 Auch der Umgang mit den eigenen **Emotionen** und den Gefühlen anderer Menschen ist ein wichtiger Einflussfaktor für die Intensität, mit der ein Übergang erlebt wird. Manche Menschen haben einen recht guten Zugang zu ihren Gefühlen, andere sind eher ›kopfgesteuert‹. Es gibt hier keine festen Regeln, doch es hat den Anschein, dass diejenigen, die in der Lage sind, ihre Gefühle zum Ausdruck zu bringen, die schwierigen Phasen des Übergangs leichter bewältigen.

Wenn man zur gleichen Zeit mehr als einen wichtigen Übergang verkraften muss, kann es zu einer Art ›Dampfkesseleffekt‹ kommen. Das heißt, völlig triviale Dinge, die überhaupt nichts mit der Veränderung zu tun haben, können einen fuchsteufelswild machen oder zutiefst frustrieren, ganz einfach, weil der emotionale Kessel der Gefühle voll ist. Wenn Sie in dieser Situation fähig sind, Ihren Gefühlen auf eine für Ihre Umwelt akzeptable Weise Ausdruck zu verleihen, werden Sie den Übergang höchstwahrscheinlich schneller hinter sich bringen und weniger darunter leiden.

›Dampfkessel-effekt‹

Gefühlen Ausdruck verleihen

6 Ein weiterer, eigentlich auf der Hand liegender, in der Praxis jedoch meist höchst problematischer Faktor, der vor allem auf der zweiten Stufe wirksam ist, hat mit der **Ehrlichkeit** sich selbst gegenüber zu tun. In unserer westlichen Kultur wird in der Regel großer Wert darauf gelegt, dass nach außen hin alles in Ordnung ist. Meistens wird man alles andere als ermutigt, Gefühlen der Unsicherheit, der Trauer oder des Zorns Ausdruck zu geben, sondern im Gegenteil dafür belohnt, dass man »die Ohren steif hält«, sich »zusammenreißt« oder »Schneid zeigt«. Wie oft waren Sie schon wegen einer Sache deprimiert oder verunsichert und haben auf die Frage, wie es Ihnen geht, »gut« oder »großartig« geantwortet. So geht es uns allen immer wieder.

Der Preis dafür, in unserer Gesellschaft, in der stets alles bestens steht, akzeptiert zu sein, ist, dass wir uns die Wahrheit manchmal nicht einmal uns selbst gegenüber eingestehen. Doch je stärker man die Auswirkungen einer Veränderung sogar vor sich selbst leugnet, desto länger wird es dauern, bis man mit der neuen Situation zurechtkommt. Außerdem wird der Übergang durch diese Vogel-Strauß-Politik schmerzhafter und das Voranschreiten von einer Stufe zur anderen schwieriger.

Achten Sie in einer Krise sorgfältig darauf, wie häufig Sie Zuflucht zu Alkohol, Zigaretten, Koffein oder auch nur Schokolade nehmen. Wenn Ihr Konsum von derlei ›See-

Suchtgefahr

lentröstern‹ oder ›Muntermachern‹ ansteigt, kann das eine Warnung sein. Sie unterdrücken möglicherweise etwas, das nach außen drängt, und versuchen, sich auf diese letztlich selbstschädigende Weise vor dem Eingeständnis der Wahrheit zu schützen.

7 Wie stark ein Mensch sich seiner selbst bewusst ist und wie klar sein **Selbstbild** ist, scheint ebenfalls großen Einfluss auf die Intensität und Dauer eines Übergangs zu haben. Wir alle haben unsere Eigenarten und Macken, unsere ganz persönlichen Bewältigungsstrategien. Je mehr man um die verschiedenen Facetten der eigenen Persönlichkeit weiß, desto besser kann man mit dem Stress und den Spannungen eines Übergangs umgehen. Die Chancen, innerlich zu wachsen und an Selbstvertrauen zu gewinnen, steigen zudem, je eher man bereit ist, aus der Situation zu lernen und je deutlicher man dem tieferen Sinn, den eine bestimmte Veränderung für das eigene Leben hat, nachspürt.

Aus Situationen lernen

8 Der letzte Faktor, den wir ausmachen konnten (obwohl es wahrscheinlich noch viele andere gibt), hat mit der **zeitlichen Begrenzung** der Veränderung zu tun. Die Dauer der Stufen bei einer Übergangserfahrung ist – leider – sehr dehnbar. Steht dagegen von Anfang an das Ende fest – zum Beispiel bei einem zweiwöchigen Urlaub oder einem auf zwölf Monate befristeten Arbeitsverhältnis –, ist die Geschwindigkeit des Übergangs vorgegeben, und man wird die Reise höchstwahrscheinlich auch in dieser Zeit schaffen. Wenn wir uns selbst einen solchen Endpunkt setzen, passen wir die Geschwindigkeit, mit der wir den Veränderungsprozess durchlaufen, offenbar unbewusst so an, dass die Zeit, die uns zur Verfügung steht, ausreicht.

Individuelle Geschwindigkeit

Freunde von uns konnten das bestätigen, als sie berufliche Verpflichtungen im Ausland eingingen – der eine für sechs Monate, der andere für zwei Jahre. Beide führten Tagebuch über ihr Einleben in die neue Umgebung. Als sie ihre Notizen verglichen, stellten sie fest, dass sie die gleiche Abfolge von Stufen vollzogen hatten – nur der eine in einem Viertel der Zeit, die der andere benötigte.

Das bedeutet freilich nicht, dass man eine einschneidende Lebensveränderung in einigen Wochen hinter sich bringen kann, wenn man sich nur ein entsprechendes Datum setzt. Jeder Übergangsprozess braucht seine Zeit. Wenn Sie sich jedoch einen realistischen Zeitraum bewilligen oder sich kurzfristige Zwischenziele setzen, die Sie jederzeit den Gegebenheiten anpassen können, werden Sie die Anpassung höchstwahrscheinlich rascher vollziehen. Ist dagegen der Übergang zum Ende hin offen, kann der Anpassungsprozess sehr lange dauern.

Ziele setzen

Ein anschauliches Beispiel dafür war etwa die Rückkehr der amerikanischen Vietnamveteranen. Weil es keine Zeitstruktur für ihre Wiedereingliederung in die Heimat gab und weil weder klare Erwartungen noch Hilfsangebote existierten, verlängerte sich die Zeitspanne ihrer Anpassung beträchtlich. Viele von ihnen waren erst mehrere Jahre nach ihrer Rückkehr auf der Talsohle angekommen und stürzten in ›den Abgrund‹ (hatten also die Hälfte des Weges durch die Krise zurückgelegt). Erst jetzt fingen sie an, sich professionelle Unterstützung zu holen und Selbsthilfegruppen zu gründen. Noch zu Beginn der Neunziger war eine unverhältnismäßig große Zahl von ihnen arbeitslos, hatte kein Zuhause und/oder war inhaftiert. In den Jahren nach ihrer Rückkehr war die Zahl derer, die Selbstmord begingen, größer als die Zahl der Sechzigtausend, die in Südostasien ums Leben kamen. Über die Hälfte aller Soldaten, die in Vietnam gewesen waren, zeigten mäßige bis schwere posttraumatische Stresssymptome – es bleibt abzuwarten, ob man im 21. Jahrhundert in vergleichbaren Situationen besser mit der Wiedereingliederung in eine gesunde Gesellschaft umzugehen versteht …

Persönliche Notizen zum Ablauf der Anpassung

Bevor wir zum nächsten Kapitel übergehen, wollen wir die acht mit der Übergangserfahrung in Zusammenhang stehenden Faktoren noch einmal zusammenfassen und deutlich machen, auf welche Punkte Sie besonders achten sollten.

Neuheit
eigene Erwartungen
Lebensabschnitt
Anzahl der Übergänge
Emotionen
Ehrlichkeit
klares Selbstbild
zeitliche Begrenzung

Es gilt nun herauszufinden, was Sie für sich selbst tun können, um sich die Zeit des Übergangs zu erleichtern.

- Wenn Sie an die Übergänge zurückdenken, die Sie in Ihrem Leben bereits gemeistert haben: Was hat Ihnen geholfen, und was hat Ihnen weniger gut getan?
- Viele Menschen stellen fest, dass wichtige Übergänge entscheidende Lebensthemen ganz neu in den Blick rücken. Wir alle haben offenbar ein paar grundlegende Fragen, die sich uns in unserem Leben immer wieder stellen. Folgende Lebensfragen sind besonders zentral:

Grundlegende Fragen

Fragen	Lebensthema
Wer bin ich?	Identität
Was kann ich?	Kompetenz
Wo gehöre ich hin?	Loyalität
Was ist als Nächstes zu tun?	Handeln

Passen einige davon oder auch alle auf Sie oder haben Sie andere Themen?

Zentrale Lebensfragen

Sie haben wahrscheinlich gemerkt, dass alle Fragen gleich wichtig sind. Dennoch werden die meisten Menschen eine bestimmte Frage zum Mittelpunkt ihres Lebens machen. Vor allem in Zeiten des Übergangs sollten Sie überlegen, wie sich die Veränderung auf Ihre Suche nach Antworten auf diese Lebensfrage auswirkt. Wenn Sie wissen, welches der genannten Lebensthemen am stärksten auf Sie zutrifft, können Sie um so größeren inneren Gewinn aus der Krise ziehen, die Sie bewältigen müssen. Das Wissen darum, dass jeder Mensch andere zentrale Fragen hat, hilft auch bei der Erkenntnis, dass wir das Leben nicht auf die gleiche Weise erfahren müssen wie andere. Vive la différence!

Zum Abschluss des vorliegenden Kapitels sollten Sie Ihre Aufzeichnungen nochmals durchsehen und um folgende Fragen ergänzen:

- Womit sind Sie zufrieden und was wollen Sie fortsetzen?
- Womit wollen Sie aufhören oder was wollen Sie einschränken?
- Was wollen sie verstärkt tun?

Mit dieser Selbstreflexion können Sie den Schmerz und die Intensität der Übergangserfahrung mildern.

Vielleicht stellen Sie fest, dass Sie mehr Zeit mit Menschen verbringen möchten, die echtes Verständnis für Sie haben und denen an Ihnen liegt. Vielleicht beschließen Sie, dass sie mehr Informationen brauchen oder neue Fähigkeiten ausbilden müssen, um die Veränderung zu bewältigen. Oder Sie erkennen, dass Sie sich Menschen suchen müssen, die bereits durchgemacht haben, was Sie jetzt erleben und Ihnen einen Weg in die Zukunft aufzeigen können.

Bevor Sie anfangen, sich mit den sieben Stufen im zweiten Teil unseres Buches auseinander zu setzen, sollten Sie die Notizen über Ihre Übergangserfahrung aus dem Kapitel ›Was ist ein Übergang?‹ und die Listen aus dem vorliegenden Kapitel über die verschiedenen Einflussfaktoren in den Übergangserfahrungen in Ihrem Leben noch einmal durchlesen. Je stärker Sie Ihre eigenen Erfahrungen mit den hier herausgearbeiteten Punkten in Beziehung setzen können, desto größeren Nutzen werden Sie haben.

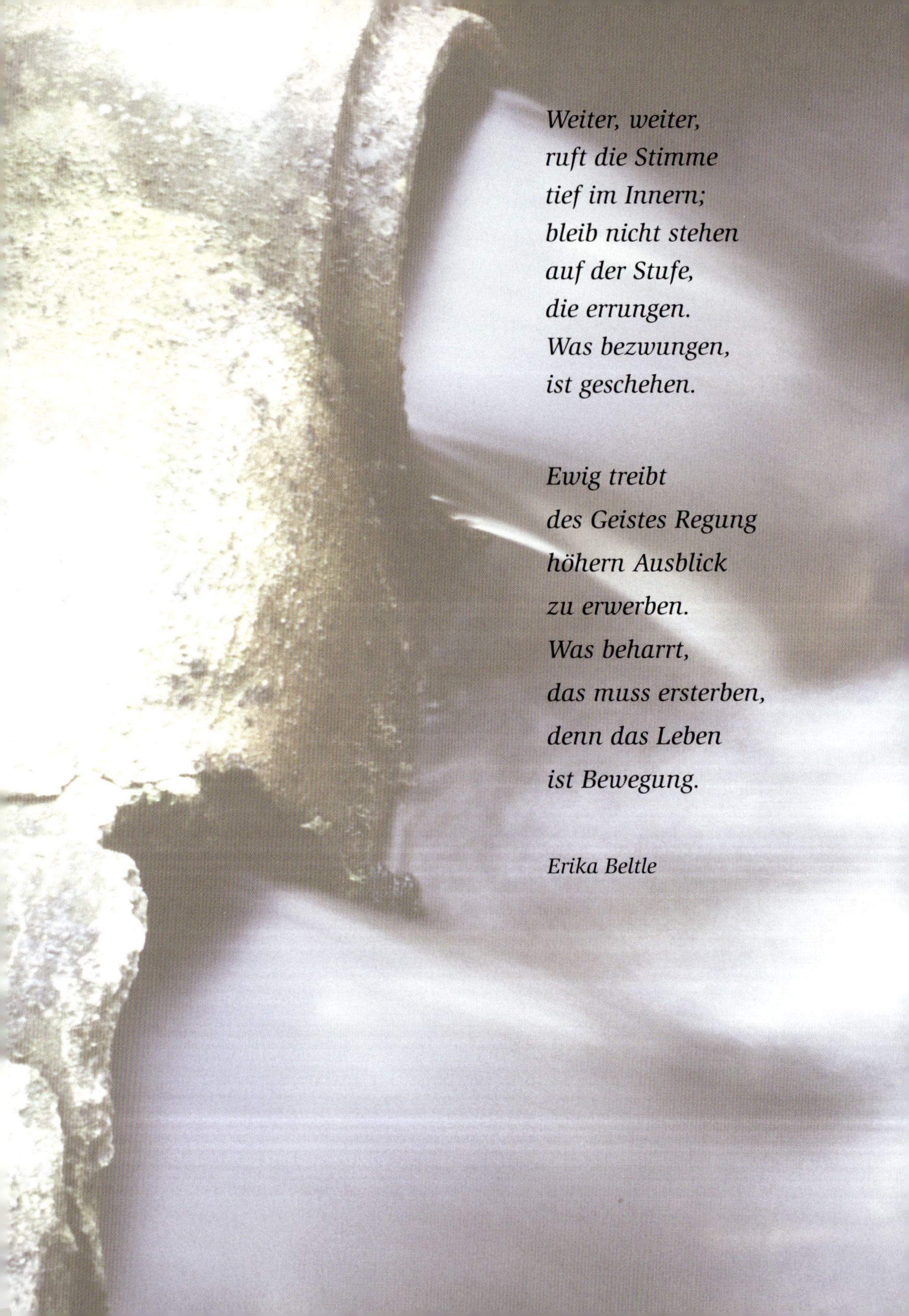

Weiter, weiter,
ruft die Stimme
tief im Innern;
bleib nicht stehen
auf der Stufe,
die errungen.
Was bezwungen,
ist geschehen.

Ewig treibt
des Geistes Regung
höhern Ausblick
zu erwerben.
Was beharrt,
das muss ersterben,
denn das Leben
ist Bewegung.

Erika Beltle

Zweiter Teil:

Die sieben Stufen des Übergangs

Erste Stufe: Betäubung

William Bridges macht in seinem Buch über Lebensveränderungen (*Managing Transitions: Making the Most of Change.* Reading, 1980) deutlich, dass der Beginn eines Übergangs immer auch das Ende von etwas anderem einschließt – das Ende einer Beziehung, eines Arbeitsverhältnisses, eines Lebensabschnitts. Deshalb gilt es nicht nur die neue Situation zu bewältigen, sondern zugleich Abschied zu nehmen von bestimmten Aspekten der Vergangenheit.

Abschied nehmen

Am Anfang einer größeren Veränderung fühlen Sie sich wahrscheinlich überschwemmt von einer Überfülle an neuen Informationen, während Sie gleichzeitig noch mit dem Verlust von Liebgewordenem, Altvertrautem zu kämpfen haben – eine Situation, die überfordern kann und unsicher macht im Hinblick auf die Prioritäten, die jetzt zu setzen sind.

Gefühle

Die Teilnehmer an unseren Workshops beschreiben das erste Stadium häufig als ein Gefühl des ›Ausgesetztseins‹. Sie sind wie betäubt, tasten durch dicken Nebel und haben Schwierigkeiten, sich längere Zeit zu konzentrieren. Alles wirkt verschwommen und unklar.

Johanna, die von ihrem Mann verlassen worden war, sagte, dass sie am Anfang das Gefühl hatte, ihr Verstand arbeite wie ein Schmetterling, der von Gedanken zu Gedanken flattert und bei keinem mehr als ein paar Sekunden verweilt. Sie sagte, sie sei völlig verwirrt gewesen und konnte nicht mehr planvoll handeln – sie vergaß ständig, was sie gerade tun wollte. Sie erzählte: »Manchmal fand ich mich in einem Laden oder unter Menschen wieder und hatte keine Ahnung, wie ich dorthin gekommen war – und normalerweise bin ich ein sehr organisierter Mensch!«

Verwirrung setzt ein

Wenn die Veränderung für den Betroffenen einen hohen Grad an Neuheit mit sich bringt – das heißt, wenn sie sehr überraschend kommt und ihn mit viel Unvertrautem konfrontiert –, wird er häufig von Angstgefühlen heimgesucht, die sich bis zur Panik steigern können. Viele haben das Gefühl, tagelang gleichsam in einer irrealen Welt zu leben und all ihrer Kraft beraubt zu sein. Manche berichten, sie fühlten sich wie gelähmt und fragten sich, ob es so wohl den Menschen erginge, die sich einer ›Schocktherapie‹ unterziehen müssen.

›Schocktherapie‹

Ebenso häufig in diesem ersten Stadium – vor allem, wenn es sich um eine geplante Veränderung handelt – sind Gefühle starker Erregtheit.

Ein holländischer Kollege erzählte, dass er ganz aus dem Häuschen geriet, als seine Lebensgefährtin ihm mitteilte, dass sie schwanger sei. Er konnte keine Sekunde mehr stillsitzen und war mehrere Tage lang nicht in der Lage, sich zu konzentrieren. »Ich wollte der ganzen Welt davon erzählen!«, sagte er.

Genauso häufig bringt ein hoher Grad an Neuheit einen völligen Verhaltensumschwung mit sich. Wer normalerweise extrovertiert ist, zieht sich auf einmal ganz in sich zurück, und der Introvertierte wird zur Plaudertasche. Der handfeste Praktiker mutiert zum Fantasten, wer sich müßigen Zukunftsträumen hingab, wird zum detailversessenen Pragmatiker. Wer stolz auf sein logisches Denkvermögen war, reagiert auf einmal hoch emotional, wer aus dem Bauch heraus zu entscheiden pflegte, agiert plötzlich als kühler Taktiker. Der Entschlussfreudige wird zum Zauderer, wer sich stets ein Hintertürchen offen ließ, verspürt den unwiderstehlichen Drang, Dinge endgültig zum Abschluss zu bringen.

Verhaltensweisen ändern sich

Sich Unterstützung holen

Das Beste, was Sie in diesem frühen Stadium tun können, ist, viel Zeit mit engen Freunden zu verbringen, die Ihr unvernünftiges Geschwätz geduldig über sich ergehen lassen. Manche Betroffenen berichten, dass sie großen Trost darin fanden, sich mit vertrauten Gegenständen zu umgeben, die ihnen zeigten, dass nicht *alles* plötzlich anders war.

Ungesunde Gewohnheiten werden verstärkt

Viele Leute – und Sie selbst wissen am besten, ob Sie dazugehören – neigen beim Eintritt einer Krise dazu, ungesunde Gewohnheiten anzunehmen. So pflegen Raucher in diesem Stadium mehr als sonst zu rauchen, Ex-Raucher fangen wieder mit dem Rauchen an, Alkoholgefährdete greifen noch häufiger zur Flasche. Wer regelmäßig Fitnesstraining betrieb, hört damit auf, und wer sich normalerweise ausgewogen und vernünftig ernährte, verzehrt, wenn er überhaupt daran denkt, etwas zu sich zu nehmen, nur noch Junkfood. In unserer Gesellschaft, die so großen Wert auf eine intakte Fassade legt, ziehen sich viele Menschen unglücklicherweise von ihren Freunden, die ihnen die dringend benötigte Unterstützung geben könnten, zurück, weil es ihnen unangenehm ist, ihre Verletzlichkeit zu zeigen.

Kraftquellen

Zum Glück dauert das Stadium der Betäubung in der Regel nicht lange. Selbst wenn man nichts Eigenes leistet, gelangt man meist rasch auf die nächste Stufe. Für manche dauert das Anfangsstadium nur wenige Stunden, bei anderen sind es mehrere Tage. Von einer noch längeren Dauer wird nur sehr selten berichtet.

Konkrete Aufgaben als Hilfe

Dennoch gibt es ein paar Dinge, die sich bei der Bewältigung als hilfreich erwiesen haben, vor allem sind es kurzfristige, ganz praktische Tätigkeiten. Es hat den Anschein, als würde dieses erste Stadium eines Übergangs am besten überwunden, wenn man sich eine konkrete Aufgabenliste erstellt – und diese dann abarbeitet. Zum Beispiel: Mittags Wäsche; um fünfzehn Uhr Auto waschen; nach dem Kaffeetrinken im Garten gießen … Denken Sie daran, dass man in diesem Stadium der Verwirrung leicht etwas vergisst.

Eine junge Frau erzählte uns, dass sie bereits ein paar Stunden nach dem Tod ihrer Mutter zum Supermarkt fuhr, um den Wochenendeinkauf für die Familie zu erledigen, da sie wegen des Begräbnisses ihrer Mutter abwesend sein würde. Auf dem Heimweg fiel ihr ein, dass sie ihre zweijährige Tochter im Einkaufswagen im Supermarkt vergessen hatte. Das wäre durch das Erstellen einer Aufgabenliste zwar nicht vermieden worden, doch die Liste hilft Ihnen, Ihre Gedanken zusammenzuhalten – wenn Sie ein Stück Papier und einen Stift auftreiben können.

Wir raten während der ersten Stufe eines Übergangs von längeren Meditationen ab, weil Sie wahrscheinlich ohnehin schon größere Konzentrationsschwierigkeiten als gewöhnlich haben. Wenn Sie sonst regelmäßig meditieren, werden Sie vielleicht merken, dass ein paar Tage Unterbrechung wohltuend wirken können, weil die Gedankenflut, die Sie beim Meditieren überschwemmen und eine Konzentration unmöglich machen würde, allzu frustrierend wäre. Versuchen Sie es statt dessen mit einer praktischen gedanklichen Übung wie etwa der Überlegung, was heute unbedingt erledigt werden muss.

Konzentrationsschwächen

> Verabschieden Sie sich von der Illusion einer immerwährenden Beständigkeit! Veränderungen sind ein fester Bestandteil unseres Lebens.

Zu den wichtigsten Lernerfahrungen aus dieser Anfangszeit gehört die Erkenntnis, dass länger dauernde Stabilität eine der großen Illusionen des Daseins ist. Selbst wenn Sie meinen, Ihr Leben verlaufe zum gegenwärtigen Zeitpunkt in ruhigeren Bahnen als früher, befinden sich die Dinge ständig im Fluss. Veränderungen sind ein fester Bestandteil unseres heutigen Lebens, doch das wird uns manchmal erst klar, wenn wir vor einer Situation stehen, die uns durch alle Stadien eines Übergangs führt.

Veränderungen als Bestandteil des Lebens

Eine Hilfe, die viele Menschen in Krisensituationen schätzen gelernt haben, sind Affirmationen, bejahende Bekräftigungen. Wir werden im Kapitel ›Zehn Schritte zu einem sinnvollen Leben mit Veränderungen‹ noch genauer auf diese Möglichkeit eingehen, sich selbst auf positives Denken einzustimmen. Jede der sieben Stufen bringt ihre spezifischen Fragen und Kämpfe mit sich, die Sie aus der Bahn werfen oder deprimieren können. Um Ihnen in diesen Zeiten zu helfen, haben wir einige Affirmationen zusammengestellt, die Sie sich immer wieder vorsagen können, wenn Sie das Gefühl haben, in der Krise unterzugehen. Vielleicht möchten Sie aber auch eigene Affirmationen verwenden.

Bejahen der Situation

Fragen	**Affirmationsvorschläge**
Wer bin ich und was will ich?	Ich lebe und wachse.
Kann ich das bewältigen?	Ich nehme jede Herausforderung an.
Was muss ich als Nächstes tun?	Ich weiß, was ich tun muss.
Tue ich das Richtige?	Ich vertraue darauf, dass ich das Richtige tue.

Ihre Chance für inneres Wachstum: Akzeptieren Sie, dass Stabilität immer etwas Vorübergehendes ist!

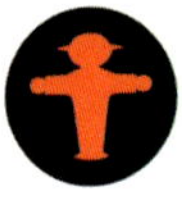

Persönliche Notizen zu Stufe 1

Erinnerungen

Erinnern Sie sich an die ersten Augenblicke der gegenwärtigen Übergangssituation, vielleicht die, die Sie im Kapitel ›Was ist ein Übergang?‹ beschrieben haben (und an den Anfang anderer Übergangssituationen, die Sie bewältigt haben) und notieren Sie Ihre allerersten Reaktionen und Gefühle.

Gibt es ein immer wieder auftretendes oder vorhersagbares Muster in Ihren Reaktionen? Wenn ja, welches?

Gesundheit

Welchen Stellenwert hatte in diesem Stadium Ihre Gesundheit für Sie?

Welche Gewohnheiten oder Tätigkeiten sollten Sie beibehalten, welche verstärken, welche abbauen?

Dringlichste Frage

Was ist Ihre dringlichste Frage und welche Affirmation könnte Ihnen am besten dabei helfen?

Wenn Sie Ihre Antworten durchlesen, streichen Sie sich an, was Sie gleich heute tun können, damit Sie wieder festen Boden unter die Füße bekommen.

Bereit für Stufe 2?

Wenn Sie sich selbst sagen hören, dass alles nur ein *Sturm im Wasserglas* war und wenn Sie das dringende Bedürfnis verspüren, wieder zur Normalität zurückzukehren, wissen Sie, dass sie auf dem Weg zu Stufe 2 sind. Sie werden plötzlich wieder Mut und Zuversicht entwickeln, und für die Außenwelt sieht es so aus, als hätten Sie Ihr Leben wieder voll im Griff.

Ein Sturm im Wasserglas?

Zweite Stufe: Leugnung

Wir können nur für eine gewisse Zeit unter einer massiven geistigen und emotionalen Belastung funktionieren. Ein paar Tage nach dem Einsetzen eines entscheidenden Lebensumbruchs merken Sie wahrscheinlich, dass Sie wie ferngesteuert agieren, um sich vor weiteren Einflüssen der Außenwelt zu schützen. Es ist ganz natürlich, sich zu verhalten, als sei alles völlig normal, und so sich selbst und den anderen die Illusion zu vermitteln, man hätte die Situation voll im Griff.

Die Situation ›im Griff‹ haben

Vielleicht hören Sie sich sogar sagen: »Es geht mir gut«, oder: »Die Veränderung wirkt sich kaum auf mein Leben aus«, oder: »Ich wusste ja, dass das irgendwann einmal kommen musste«. Und nach ein paar Wochen, in denen Sie sich ein wenig niedergeschlagen gefühlt haben, denken Sie womöglich selbst: »Ich bin drüber weg.«

Wir neigen dazu, die tatsächlichen Auswirkungen einer tief greifenden Veränderung zu verharmlosen, ja zu leugnen, weil ihre Folgen sich meist auf allzu viele Lebensbereiche erstrecken und zu viele, zu große Anpassungsleistungen erfordern. Wollten wir alle auf einmal bewältigen, würden wir vermutlich verrückt werden. Eine echte Lebensveränderung bringt sehr viel Neues und fordert von uns immer wieder die Fähigkeit, zu verzichten und loszulassen. Es braucht deshalb seine Zeit, bis man sich auch nur durch die ersten Gedanken und Gefühle hindurchgearbeitet hat, die einen einschneidenden Übergang begleiten. Und während all dies unter der Oberfläche brodelt, versichern Sie wahrscheinlich sich selbst

Für Entwicklungen muss Altes losgelassen werden

und anderen, dass alles in Ordnung sei – und manchmal glauben Sie es vielleicht sogar.

Diese zweite Phase ist ein entscheidender Teil des Übergangsprozesses, denn sie bietet kurzfristig Raum zum Ausruhen. Wer sich jedoch endgültig im Teufelskreis des Leugnens verfängt und die Realität des Wechsels nicht akzeptiert, kommt leicht in Gefahr, in eine Sucht hineinzuschlittern.

Der Teufelskreis des Leugnens

Gefühle

Viele Menschen, die sich aus eigenem Antrieb zu einer Veränderung entschlossen haben, berichten von einem Gefühl der Freiheit, ja einer regelrechten Hochstimmung, die sie im Frühstadium der zweiten Phase erleben – dies kann ein regelrechter Energieschub sein, der ausgelebt werden muss. Es ist dasselbe Gefühl der Euphorie, das häufig auf die Geburt eines Kindes, das Bestehen einer Prüfung, eine Heirat, das Antreten einer neuen Arbeitsstelle oder eine Beförderung folgt.

Euphorie

Freunde von uns waren an ihrem Hochzeitstag sehr aufgewühlt. Davor hatten sie uns und ihren anderen Freunden immer wieder versichert, dass die Eheschließung im Grunde keine wirkliche Veränderung in ihrem Leben bedeute, da sie ja schließlich schon seit zwei Jahren zusammenlebten. Diese Worte mussten sie zurücknehmen.

Ausbleiben der Euphorie

Wenn die Veränderung als unwillkommene Tatsache über einen hereinbricht, fehlt diese Euphorie meistens. Dennoch begegnet man auch hier dem Versuch, nach außen hin einen Anschein von Normalität zu erwecken.

Viele Teilnehmer an unseren Workshops haben berichtet, dass sie diese Phase als Fortsetzung des Gefühls der Irrealität von Stufe 1 erlebten: Sie hatten die Empfindung, in einem ›Meer der Zeitlosigkeit‹ zu versinken. Andere erinnern sich an ein Gefühl der Orientierungslosigkeit; sie versicherten jedem, der es hören wollte: »Es ist alles in Ordnung«, wohl wissend, dass hinter dieser Fassade keineswegs alles zum Besten stand.

Sam arbeitete seit fünfundzwanzig Jahren im selben Betrieb und war überzeugt, solange er seine Arbeit zur Zufriedenheit machte, würde er seine Stelle behalten, bis er in Rente ging. Er war deshalb völlig überrumpelt, als man ihm mitteilte, er werde in drei Monaten aus Rationalisierungsgründen entlassen. Über mehrere Wochen verschwieg Sam seinen Angehörigen die Kündigung und fing an, früher als gewöhnlich zur Arbeit zu gehen und Überstunden zu machen. Auch mit seinen Kollegen wollte er nicht über die Angelegenheit reden; er machte einfach so weiter, als sei nichts geschehen.

Tod des Ehepartners

Ein anderes Beispiel ist etwa die Reaktion von Witwen auf den Tod ihrer Ehemänner. Zahlreiche Untersuchungen zu diesem Thema haben gezeigt, dass viele Frauen die Kleidung ihrer Ehemänner bis zu mehreren Monaten nach deren Tod aufbewahrten. Es fiel ihnen schwer zu akzeptieren, dass »er nicht mehr nach Hause kommt«.

In dieser Phase eines wichtigen Übergangs reagieren fast alle Betroffenen defensiver, als es gewöhnlich ihrer Persönlichkeit entspricht, und leugnen gleichzeitig, dass sich etwas geändert hat. Freunde und Familie aber spüren meist, dass etwas nicht stimmt, und registrieren die Signale von Schmerz und Verwirrung sehr deutlich. Manchmal berichten die Betroffenen, dass sie sich ganz von ihren Freunden zurückzogen oder im Gegenteil in Gesellschaft gingen, um die Illusion, dass alles in Ordnung sei, um jeden Preis aufrecht zu erhalten.

Persönlichkeitsveränderungen

Tief innerlich wächst in dieser Phase das Bewusstsein, dass man einen Verlust erlitten und zugleich etwas Neues begonnen hat, das akzeptiert werden muss. Wie in Stufe 1 kann es auch hier zu leichten Persönlichkeitsveränderungen kommen.

Relativ viele Menschen berichten, dass sie, statt sich völlig anders als sonst zu verhalten, im Gegenteil dazu neigten, ihre gewöhnlichen Verhaltenstendenzen zu übertreiben – die Extrovertierten waren noch häufiger in Gesellschaft anzutreffen, und die Intro-

Extreme Verhaltensmuster als Reaktion

vertierten versenkten sich noch tiefer in ihre Grübeleien; aus detailbewussten Menschen wurden penible Erbsenzähler; die, die das große Ganze im Blick zu haben pflegten, verloren sich in Tagträumen und vermittelten ihrer Umwelt den Eindruck, ein bisschen ›überspannt‹ zu sein. Wer Entscheidungen stets mit dem Kopf getroffen hatte, den hinderten seine rationalen Erwägungen nun, überhaupt zu einem Entschluss zu kommen, und wer gewöhnlich aus dem Bauch heraus entschied, versank bis über beide Ohren in widerstreitenden Gefühlen. Die Entscheidungsfreudigen fassten übereilte Entschlüsse; wer die Dinge gern auf sich zukommen ließ, brachte überhaupt nichts mehr zu Stande.

Dieses Übertreiben vertrauter Muster hat seine Ursache darin, dass wir uns selbst davon überzeugen müssen, dass alles in Ordnung ist, während unser Verstand und unsere Gefühle auf einer anderen Bewusstseinsebene versuchen, mit den Folgen des tief greifenden Umbruchs fertig zu werden. Am Ende werden wir den Tatsachen ins Auge sehen und erkennen, was wir gewonnen und was wir verloren haben, und genau darum geht es in der nächsten Stufe. Wir können nicht ewig davonlaufen, auch wenn manche Menschen Wege finden, die Phase des Leugnens unverhältnismäßig lange auszudehnen, wobei sie häufig in irgendeiner Form suchtkrank werden.

> Beobachten Sie in dieser Phase Ihre Verhaltensmuster – alte wie neue!

Sich Unterstützung holen

In diesem Stadium Hilfe zu finden, ist nicht ganz einfach, weil Sie Ihrer Umwelt ganz klar signalisieren (und selbst daran glauben), dass Sie alles im Griff haben und keine Hilfe brauchen. Deshalb muss in dieser Zeit die meiste Hilfe aus Ihnen selbst heraus kommen, indem Sie versuchen, dem Geschehenen irgendwie Sinn zu verleihen.

> Kommen Sie zu sich selbst, dies ist die beste Zeit dazu!

Einige der Vorschläge, die wir im vorangegangenen Kapitel machten, können sich auch hier als hilfreich erweisen. Nicht in Lethargie verfallen, kurzfristige, einfache Tätigkeiten vornehmen, immer einen Schritt nach dem anderen tun – das hilft auch auf Stufe 2. Vielleicht ist es für Sie wichtig, die anderen davon zu überzeugen, dass *im Augenblick* tatsächlich alles in Ordnung für Sie ist, dabei aber gleichzeitig vorsorglich sicherzustellen, dass sie für Sie da sein werden, wenn Sie sie brauchen sollten – was schneller der Fall sein kann, als Sie jetzt glauben.

Auch in dieser Phase ist es nicht ungewöhnlich, dass man sich selbst vernachlässigt. Viele Menschen versuchen, der wachsenden Verwirrung und dem Kontrollverlust durch übermäßiges Essen oder Trinken zu entfliehen. Wir raten Ihnen in jedem Fall, darauf zu achten, was Sie essen und trinken, für körperliche Bewegung zu sorgen oder irgendeine Form von Entspannungsübungen zu machen.

Auf die alltäglichen Dinge achten

Kraftquellen

Um diese Phase konstruktiv bewältigen zu können, sollten Sie sich bemühen, ehrlich mit sich selbst zu sein. Wenn Sie erst einmal so weit sind, einzusehen, dass Sie einen Großteil Ihrer Kraft darauf verwenden, die Wirkungen der Veränderung zu leugnen und sich zugleich zugestehen, dass ein solches Verdrängen – allerdings nur für eine bestimmte Zeit – durchaus angebracht sein kann, wird es Ihnen nicht schwer fallen, diese Stufe nach einiger Zeit hinter sich zu lassen.

Für kurze Zeit kann das Verdrängen hilfreich sein

Manche Menschen befinden sich sehr lange in dieser Phase. Sie leugnen die Veränderung überhaupt oder Verlustgefühle und Schmerz. Andere stürzen sich jedes Mal dann in einen neuen Übergang, wenn sich die Auswirkungen eines gegenwärtigen Umbruchs bemerkbar machen. So begegnet man immer wieder Menschen, die eine Beziehung beenden, sobald die ersten Schwierigkeiten auftauchen – in dem irrigen Glauben, dass sie in einem ständigen Zustand des Glücks leben müssten, wenn es nur der bzw. die ›Richtige‹ wäre. Sie schlittern auf diese Weise von einer Beziehung in die nächste und gelangen nie über die zweite Stufe des Übergangs hinaus.

Die beiden Voraussetzungen, um heil aus dieser Phase hervorzugehen und im Veränderungsprozess weiterzukommen, sind: sich selbst und anderen gegenüber die Wahrheit einzugestehen und Leute zu finden, die bereit sind, einen in einer schwierigen Situation zu unterstützen.

Schreiben als Hilfe

Viele Betroffene empfinden auf dieser Stufe außerdem die Technik des Schreibens als hilfreich. Greifen Sie zu Stift und Papier und schreiben Sie einfach auf, was Ihnen in den Sinn kommt. Versuchen Sie nicht, dem Geschriebenen einen Sinn oder Zusammenhang zu verleihen und kümmern Sie sich nicht um die Form oder Rechtschreibung. Lassen Sie die Worte einfach von selbst kommen. Man bezeichnet diesen Vorgang auch als »freies Assoziieren« oder »automatisches Schreiben« – er kann helfen, sich von der übermächtigen Kontrolle der Ratio zu befreien, die Sie daran hindert, auszudrücken, was Sie wirklich denken und fühlen. Vielleicht finden auch Sie diese Form des Ausdrucks entspannend und sind angenehm überrascht, wie kreativ Sie sind, wenn Sie erst einmal aufhören, sich selbst zu zensieren. Wenn Sie ein paar Tage lang Aufzeichnungen gemacht haben, lesen Sie das Geschriebene nochmals durch und suchen dabei nach Themen oder Mustern, die Ihnen verstehen helfen, was eigentlich mit Ihnen vorgeht.

Tagebuch

Ein Tagebuch, mit dessen Hilfe Gefühle und Gedanken festgehalten und zurückverfolgt werden können, hilft, mit dem eigenen inneren Erleben in Fühlung zu bleiben, gerade in einer Zeit, in der man nach außen gern so tut, als hätte man alles im Griff. Die Teilnehmer unserer Workshops berichteten oft, wie faszinierend es für sie war, ihre Notizen später nochmals zur Hand zu nehmen, denn hier hatten sie das aufgeschrieben, *was wirklich geschehen war,* während sie auf einer anderen Ebene ihr Leben weiterführten, als sei nichts vorgefallen.

Eine der größten Errungenschaften dieser Phase ist Mut im Angesicht von Angst oder persönlichem Risiko. Auf dieser zweiten Stufe gilt es, sich ehrlich einzugestehen, was tatsächlich geschieht, und dann unerschrocken zu handeln, auch wenn es riskant erscheint. Fassen Sie sich ein Herz und tun Sie den notwendigen Schritt nach vorn.

Mut zum Risiko

Fragen	**Affirmationsvorschläge**
Warum habe ich diese Gefühle? Ohne sie ginge es mir sehr viel besser.	Meine Gefühle sind wertvoll!
Was ist, wenn mir alles aus den Händen gleitet?	Ich lerne und wachse!
Was würden die anderen denken, wenn sie wüssten, was wirklich in mir vorgeht?	Ich bin mir selbst gegenüber ehrlich!

Ihre Chance für inneres Wachstum:
Mut fassen. Risiken eingehen.
Seien Sie sich selbst und anderen gegenüber ehrlich!

Persönliche Notizen zu Stufe 2

- Können Sie erkennen, wie Sie typischerweise auf dieser Stufe reagieren?
- Notieren Sie einige der Dinge, die Sie gewöhnlich tun, um die Auswirkungen einer Veränderung zu leugnen oder abzuschwächen.
- Erinnern Sie sich an andere Übergänge in Ihrem Leben? Was hat Ihnen damals in dieser Phase geholfen?
- Was würden Sie beim nächsten Mal anders machen?
- Überlegen Sie, ob Sie jemanden haben, der Ihnen nahe steht, mit dem Sie offen über alles sprechen können – jemand, der Ihnen zuhört, ohne Sie zu verurteilen oder zu versuchen, Sie zu verändern.

Über Probleme reden

Bereit für Stufe 3?

Wachsende Unruhe

Es ist nicht schwer zu erkennen, wann Sie auf dem Weg zur dritten Stufe sind: Sie empfinden eine wachsende Unruhe, emotionales Unbehagen, vielleicht ein Gefühl des Verlusts, und es fällt Ihnen zunehmend schwerer, sich selbst und anderen vorzumachen, dass alles in Ordnung ist.

Dritte Stufe: Der Abgrund

Der Abgrund als die schwierigste Phase

Die dritte Stufe wird gewöhnlich als die schwierigste und schmerzhafteste Zeit im Veränderungsprozess erlebt. Dabei spielt es keine Rolle, ob man sich selbst für die Veränderung entschieden hat oder ob sie einem von anderen Menschen oder den Umständen aufgezwungen wurde. Erst jetzt können wir uns der Tatsache stellen, dass unser Leben von nun an völlig anders aussehen wird und dass wir Menschen oder Dinge, die uns wichtig waren, aufgeben müssen.

Zorn, Schmerz, Angst …

Auf dieser Etappe der Reise spüren die Betroffenen zum ersten Mal ihren Zorn oder Schmerz. Sie ziehen sich in sich selbst zurück und werden von Angst überwältigt, denn jetzt erst erfassen sie den Verlust in seiner vollen Tragweite. Erst jetzt, auf der dritten Stufe, akzeptieren sie allmählich, dass nichts mehr so ist, wie es war – die vertrauten Gesichter und Orte sind Vergangenheit.

… Ausdruck verleihen

Eine Möglichkeit, konstruktiv mit dieser Zeit umzugehen, besteht darin, sie als Zeit zur Heilung der Wunden zu begreifen, die der Übergang geschlagen hat, aber auch als Zeit der Überprüfung, welche Einstellungen und Verhaltensweisen durch die Veränderung nutzlos geworden sind. Auf diese Weise entsteht Raum für das, was vor Ihnen liegt. Geben Sie Ihrer Trauer und Ihrem Zorn Ausdruck – nur so können Sie die Energie freisetzen, die Sie für die neue Situation brauchen. Wenn Sie dagegen Ihre Gefühle in sich verschließen, zehren diese Ihre ganze Kraft auf und hindern Sie daran, den nächsten Schritt zu tun.

Die einzige Möglichkeit, diese schmerzhafte Phase abzukürzen,

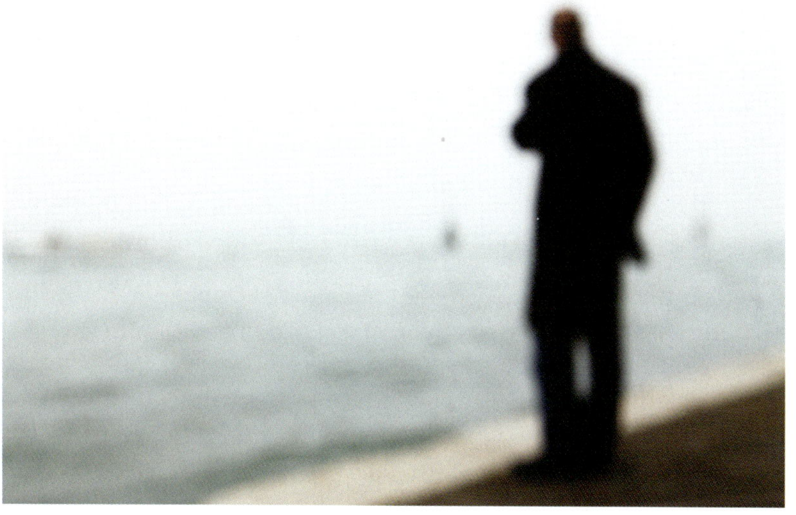

besteht darin, sich selbst gegenüber ehrlich zu sein. Immer wieder wurden wir gefragt, ob man diesen Teil des Übergangsprozesses nicht einfach überspringen kann, doch ein solcher Versuch wäre unserer Einschätzung nach völlig zwecklos. Überdies sind wir der Ansicht, dass man sich damit um eine der wertvollsten Erfahrungen des ganzen Vorgangs bringen würde.

Kann man die dritte Stufe überspringen?

Dass diese Stufe als so schwierig erlebt wird, liegt nicht zuletzt daran, dass die meisten von uns nie gelernt haben zu trauern. Man bringt uns im Gegenteil bei, in entsprechenden Situationen ohne Rücksicht auf uns selbst und andere weiterzumachen, als sei nichts geschehen. Schon Kindern sagt man oft, sie sollen aufhören zu weinen (»Ein Indianer kennt keinen Schmerz!«), und wenn sie Zorn zeigen, werden sie meistens bestraft. Aus diesem Grund empfinden wir Gefühle der Trauer und des Zorns im Allgemeinen als unrecht und wenn wir sie uns überhaupt eingestehen, versuchen wir, sie zu unterdrücken.

Nichts unterdrücken

Seit einigen Jahren wird es aber eher akzeptiert, wenn Menschen ihre Gefühle ausdrücken, ja es wird sogar angenommen, dass die Unterdrückung von Zorn und Trauer auf Dauer krank machen kön-

Inneres Wachstum

nen. Diese dritte Stufe des Übergangsprozesses bietet die wichtige Möglichkeit, den eigenen Schmerz im Angesicht der Veränderung zum Ausdruck zu bringen und damit Raum für inneres Wachstum und persönliche Weiterentwicklung zu schaffen.

Gefühle

Versteckspiel

Das Versteckspiel ist zu Ende. In dieser Phase holen uns die Gefühle ein, die wir auf den vorhergehenden Stufen vielleicht noch leugneten. Viele Betroffene berichten, dass sie, auch wenn sie ihre Gefühle angesichts der Veränderung gar nicht absichtlich unterdrückten, in dieser schweren Zeit förmlich überschwemmt wurden von ihren Emotionen. Wie tief jemand im emotionalen Abgrund versinkt, hängt dabei von den im Kapitel ›Vom Schmerz der Wandlung‹ genannten Faktoren ab. Für manche Betroffenen besteht dieser Abgrund nur in einer relativ kurzen depressiven Episode, andere stürzt er in einen der furchtbarsten Kämpfe ihres Lebens. In dieser Phase brechen alle unsere tiefsten Lebensängste auf. (Es geht hier um eine Angst, die sehr viel umfassender ist als die, von der im Kapitel ›Wie Sie es sich leichter machen können‹ die Rede sein wird.)

Auch wenn Sie meinten, sich innerlich gut vorbereitet zu haben, werden Sie sich während der dritten Phase immer wieder völlig verängstigt und verlassen fühlen. Irgendetwas scheint Ihre ganze Energie aufzusaugen. Für manche Menschen ist diese Zeit so dunkel, dass sie sich nicht vorstellen können, jemals wieder glücklich zu sein.

Wut und Verzweiflung

Nachdem Susannes Ehemann bei einem Flugzeugabsturz ums Leben gekommen war, war sie wochenlang wie betäubt umhergegangen. Dann, so berichtete sie, wachte sie eines Morgens mit einer furchtbaren Wut auf; sie begann, ihren Mann zu beschimpfen, weil er sie verlassen hatte, »als wir gerade alles auf die Reihe gebracht hatten«. Wie konnte er es wagen! Danach fing sie an, so verzweifelt zu weinen, dass sie Angst bekam, sie könnte nie mehr aufhören. An einem bestimmten Punkt dachte sie, sie wollte nicht mehr weiterleben.

In den folgenden Monaten, so erzählte Susan, reagierte sie immer wieder völlig grundlos gereizt auf die Leute in ihrer Umgebung oder brach unvermittelt in Tränen aus. Sie sagte: »Es war, als ob ein Teil von mir sterben musste, bevor ich wieder anfangen konnte zu leben.«

Depressionen

Das Ausmaß der Depression in diesem Stadium kann von einer allgemeinen Lethargie oder Apathie dem Leben gegenüber bis hin zu Selbstmordgedanken reichen. Der Zorn, der sich zunächst gegen andere Menschen oder gegen das ›System‹ richtete, schlägt um, und ein Prozess tiefster Selbstzweifel setzt ein. Je nach Persönlichkeit und Art der Veränderung tauchen Fragen wie die folgende auf: Wer bin ich? Bin ich zu irgendetwas nütze? Habe ich irgendetwas zu geben? Lohnt es sich überhaupt, irgendetwas zu tun? Wo gehöre ich hin? Gibt es überhaupt jemanden, dem an mir liegt?

Selbstzweifel

Viele Menschen neigen in solchen Zeiten dazu, sich zu verkriechen, um in Ruhe ihre Wunden zu lecken. Manche ihrer Gedanken und Gefühle – wie Hass und Wut – erschrecken sie zutiefst und sie haben Angst vor dem, was geschehen könnte, wenn sie sie zulassen würden. Die Bewältigung dieser ›dunklen Seite‹ ist ein ganz normaler Teil der Übergangserfahrung. Wir ermutigen unsere Klienten grundsätzlich dazu, mit einem engen Freund oder einem Therapeuten über ihre Gefühle zu sprechen. Wenn Ihnen das zu schwer fällt, führen Sie ein Tagebuch. Entscheidend ist, dass Sie die Dinge *verarbeiten*, andernfalls drehen Sie sich im Kreis.

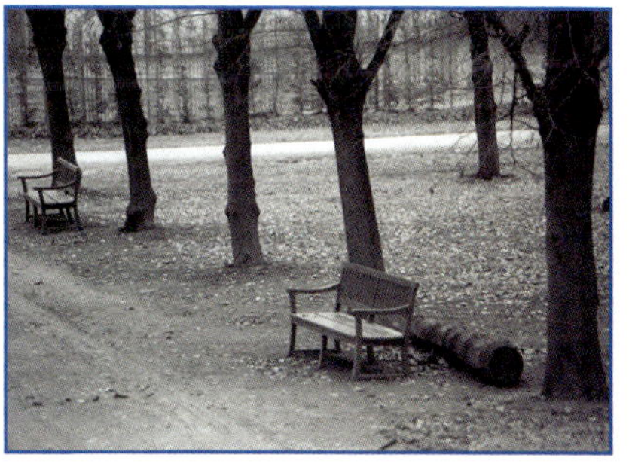

Johannes hatte mit zwanzig geheiratet und seiner Frau in den folgenden zehn Jahren ihrer Ehe jeden Wunsch von den Augen abgelesen. Eines Tages kam er von der Arbeit nach Hause und fand einen Zettel von ihr, auf dem sie ihm mitteilte, dass sie endlich einen Mann gefunden habe, der sie ›verstehe‹, und dass ihre Ehe zu Ende sei. Johannes war am Boden zerstört; er versuchte, seine Frau zurückzugewinnen, doch sie weigerte sich, zu ihm zurückzukommen. Er fing an zu trinken und sprach eine Zeit lang mit niemand über das Geschehene. Als er merkte, dass er auf diese Weise nicht davonlaufen konnte, fiel er nach eigener Aussage in ein »schwarzes Loch«, in dem er ernstlich um seine geistige Gesundheit fürchtete. »Es war so dunkel, dass ich dachte, ich würde nie mehr ›normal‹ werden«.

Umwertung aller Werte

Von nun an stellte Johannes alles in Frage. Er wusste nicht mehr, was er glauben sollte, und erkannte, dass vieles, was er für wahr und echt gehalten hatte, keine Bedeutung mehr für ihn hatte. Seine ganze Weltsicht war auf den Kopf gestellt worden. Er fing an, seine Gefühle schriftlich festzuhalten, und füllte auf diese Weise Seite um Seite. Auch Gedichte entstanden. Im Rückblick war es die schlimmste und zutiefst verstörende Zeit in seinem Leben.

Verlust des Selbstvertrauens

Viele Menschen fühlen sich in dieser Zeit innerlich wie gebrochen, was sie extrem verletzlich macht. Selbsthass und Selbstzweifel werden zu vertrauten Begleitern. Man hält sich für unfähig oder nicht liebenswert und meint, sein Selbstvertrauen für immer verloren zu haben. Oder man fängt an, nach dem Sinn des Lebens und dem Wesen oder der Existenz Gottes zu suchen.

Umgang mit Krankheit

Als wir Carola zum ersten Mal begegneten, kämpfte sie mit sich selbst und der Beziehung zu ihrem Partner. Die beiden hatten nach zwei Jahren des Zusammenlebens erfahren, dass er an Multipler Sklerose litt. Anfangs hatte sie, wie es häufig der Fall ist, das Gefühl, sie müsse nun die Starke sein und alles regeln. Anderen gegenüber sagte sie, es sei alles in Ordnung und »diese Sache« habe keinerlei Bedeutung für ihre Partnerschaft. Doch sie konnte sich immer weniger konzentrieren und bekam Schwierigkeiten an ihrer Arbeitsstelle. Sie verlor jedes Interesse an sich und ihrer Gesundheit. Erst als sie feststellte, dass es in Ordnung war zu fühlen, was sie empfand – und dass die Menschen sie deshalb nicht für egoistisch hielten –, fing sie an, die Dinge wieder in die richtige Perspektive zu rücken.

Neue Perspektiven

Ob eine Veränderung geplant war oder nicht, in der dritten Phase brechen unweigerlich viele Fragen auf. Menschen, die eine Scheidung durchmachen, fragen sich, ob sie jemals wieder einem anderen vertrauen werden; wer vorhat zu heiraten oder ein Kind zu bekommen, fragt sich, ob er das auch wirklich will. Viele Betroffene fühlen sich sehr allein und haben das Gefühl, dass niemand auf der Welt sie versteht oder ihnen helfen kann.

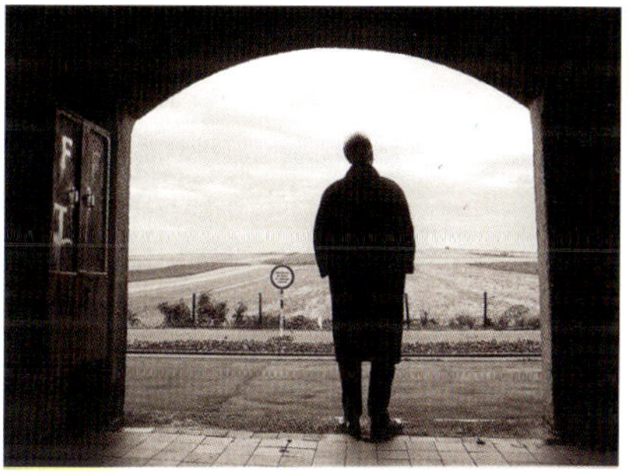

Für Peter und Janine war es die zweite Ehe; er war vor zwei Jahren geschieden worden, sie lebte seit fast sechs Jahren allein. Nach einem Jahr des Zusammenlebens beschlossen sie zu heiraten. Sie liebten sich und genossen es, zusammen zu sein.

Doch vier Monate nach der Trauung spürten sie, dass sie dabei waren, sich auseinander zu leben – die innere Verbindung, die sie so stark empfunden hatten, schien zu schwinden –, und beide begannen an ihrer Partnerwahl zu zweifeln. Anfangs gingen sie sich nur aus dem Weg, doch dann begannen sie miteinander zu streiten. Jane wurde depressiv und dachte immer wieder sehnsüchtig daran, wie frei sie als Single gewesen war; Peter schwelgte in nostalgischen Erinnerungen an das Leben mit seiner ersten Frau. Erst nach weiteren zwei Mona-

Depressionen in der Partnerschaft

ten spürten sie, wie ihre gegenseitige Zuneigung zurückkehrte, und konnten aufhören, darüber nachzugrübeln, was sie füreinander aufgegeben hatten.

Selbst bei positiven, freudig begrüßten Lebensentscheidungen müssen wir offenbar eine ganz natürliche Phase der ›Trauer‹ um die alte Situation durchmachen, bevor wir uns wirklich auf das Neue einlassen können.

Fluchtversuche sind zwecklos

Manche Betroffenen retten sich zurück auf die zweite Stufe, um dem Schmerz und den Zweifeln zu entkommen. Doch dieser Fluchtversuch ist von vornherein zum Scheitern verurteilt; Sie gehören nicht mehr an den einst so sicheren und vertrauten Ort. Sie haben den Mut gehabt, so weit zu gehen, und werden nun auch den Mut finden, den Weg zu Ende zu gehen, ganz gleich, wie dunkel er ist.

Ungerechtigkeit anderen gegenüber

Karl war dreiundvierzig Jahre alt und wartete seit zwei Jahren auf seine Beförderung. Als sie schließlich kam, war er außer sich vor Freude. Doch dieses Gefühl hielt nicht lange an. Mit einem Mal packte ihn eine tiefe Verzweiflung. Er wurde ungeduldig und ungerecht im Umgang mit seiner Frau und seinen Kindern. Es war ihm selbst unbegreiflich, was mit ihm los war. Anfangs wollte er am liebsten zurück in seinen alten Aufgabenbereich, aber er wusste im Grunde, dass damit das Problem nicht gelöst wäre, deshalb beschloss er schließlich, die Ängste und Zweifel auszuhalten.
Auf die Frage, welchen Grund seine negativen Gefühle sonst noch haben könnten, erzählte er im Seminar, dass sein Vater zwei Jahre zuvor gestorben war und dass sein neuer Job es mit sich bringe, umziehen und seine Mutter und seine Freunde verlassen zu müssen. Mit der Hilfe der anderen Workshopteilnehmer wurde Karl klar, dass seine Depression nicht nur auf die Beförderung zurückzuführen war, sondern dass sein Alter und die anderen Veränderungen, die gleichzeitig in seinem Leben stattfanden, für seinen Verlust an Lebenszuversicht und seine Persönlichkeitsveränderung mitverantwortlich waren.

Sobald Sie anfangen, sich von Ihren Selbstzweifeln frei zu machen und verstehen lernen, warum dies alles geschieht, werden

Selbstachtung

Sie ein wachsendes Gefühl der Selbstachtung verspüren. Manche Menschen berichten von erstaunlichen spirituellen Erfahrungen, bei denen sie sich ›innerer und äußerer Führung‹ bewusst werden und ganz allgemein in Kontakt mit tieferen Schichten ihrer Persönlichkeit kommen. Andere können endlich Frieden mit sich selbst schließen.

> Wie auch immer Ihre Erfahrungen aussehen mögen: Sie werden sich mit Sicherheit allmählich stärker und selbstbewusster fühlen und auch im Stande sein, anderen größeres Verständnis entgegen zu bringen.

Sich Unterstützung holen

An diesem Punkt des Übergangs brauchen Sie einen Ort, an dem Sie Ihrem Zorn und der Kränkung, die Sie empfinden, ungestraft Ausdruck verleihen dürfen. Suchen Sie sich Menschen, die Sie genügend lieben, um ihnen zuzuhören, ohne Sie zu verurteilen. Verbringen Sie so viel Zeit wie möglich mit Freunden, bei denen Sie ganz Sie selbst sein können, wie unangenehm dieses Selbst sich im Augenblick auch nach außen zeigen mag. Wenn Sie einem anderen bei der Bewältigung dieser Phase helfen möchten, so ist das größte Geschenk, das Sie ihm machen können, ihm unvoreingenommen zuzuhören, ohne ihn in irgendeiner Weise beeinflussen zu wollen.

»Du solltest …«

Sollte jemand zu ihnen sagen, dass Ihre Gefühle übertrieben oder nicht am Platz seien oder dass Sie diese Sache jetzt eigentlich überwunden haben müssten, suchen Sie sich einen anderen Gesprächspartner, denn diese Person hört Ihnen nicht wirklich zu. Niemand darf in diesem Stadium »Du solltest …« zu Ihnen sagen, auch Sie selbst nicht! Vielleicht reden Sie sich ja manchmal selbst zu und ermahnen sich: »Ich sollte daran denken, wie glücklich ich auch schon war«, oder: »Ich sollte eigentlich dankbar sein« – vor allem, wenn Sie die Veränderung selbst herbeigeführt haben. Hören Sie auf damit und sagen Sie sich: »Kein ›Ich sollte‹ mehr!«

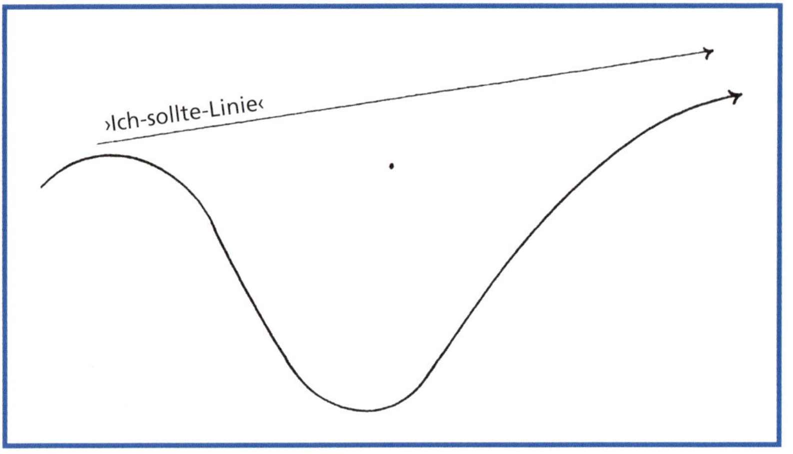

Die Skizze verdeutlicht, dass die ›Ich-sollte-Linie‹ vorschreibt, von Stufe 1 unmittelbar zu Stufe 7 zu gelangen, und genau das werden manche Menschen auch tatsächlich von Ihnen verlangen. Womöglich unternehmen Sie sogar aus eigenem Antrieb einen Versuch, den Abgrund zu ›überspringen‹. So angenehm das auch wäre: Sie werden schnell merken, dass Sie letztlich auf der zweiten Stufe stecken bleiben und sich um die Chance zu innerem Wachstum bringen, wenn Sie den natürlichen Übergangsprozess zu manipulieren versuchen.

Chance zu innerem Wachstum

Vielleicht verfallen Sie aber auch ins Gegenteil und übernehmen die volle Verantwortung für das Geschehen und gestatten sich dabei nicht, die Enttäuschung und Kränkung zu empfinden, die sich zwangsläufig einstellen, wenn Sie vermeintlich oder tatsächlich von anderen im Stich gelassen werden. Wer jedoch seine negativen Gefühle unterdrückt, wird unserer Erfahrung nach irgendwann explodieren, und zwar meistens zur falschen Zeit und am falschen Ort. Wenn Sie sich selbst erlauben, Ihrem Empfinden Ausdruck zu verleihen, und zwar rückhaltlos, auch wenn es Ihnen schwer fällt, werden Sie diese Stufe am schnellsten hinter sich lassen.

> Wenn Sie den Mut finden zu sagen, wie es Ihnen wirklich geht, werden Sie anderen Menschen begegnen, die zugeben, dass sie schon ganz ähnliche Gedanken und Gefühle hatten. Die Angst, sonderbar oder gar verrückt zu wirken, verschwindet in dem Moment, in dem Sie erkennen, dass diese ›Verrücktheit‹ ein ganz natürlicher Teil Ihres Menschseins ist.

Erfahrungen austauschen

Auf der dritten Stufe geben die Betroffenen meist endgültig alle guten und gesunden Gewohnheiten auf. Wer normalerweise allzu fettreiches Essen meidet, isst plötzlich mehr davon; Eis und Schokolade können in solchen Zeiten zu ›Seelentröstern‹ werden. Wer raucht, wird wahrscheinlich mehr rauchen; wer regelmäßig Sport treibt, hört damit auf; wer rasch zu Alkohol und Drogen greift, tut es nun noch häufiger, um dem Schmerz zu entfliehen. Wenn Sie eine Schwäche in dieser Richtung haben, sollten Sie Ihren Verbrauch von Nahrungs- und Genussmitteln sorgfältig im Auge behalten und sofort Hilfe in Anspruch nehmen, wenn Sie merken, dass Sie sie als Krücken verwenden. Ihr körperlicher Zustand hat großen Einfluss auf Ihr seelisches Befinden und Ihre Einstellung zur Zukunft. Eine gute Gesundheit kann die Bewältigung dieses Stadiums sehr erleichtern.

Auch in dieser Phase: Suchtgefahr!

Vor noch nicht allzu langer Zeit galten Menschen, die bei Psychologen oder Selbsthilfeorganisationen wie den Anonymen Alkoholikern oder den Weight Watchers Hilfe suchten, als labil oder schwach. Das ist heute glücklicherweise nicht mehr der Fall. Vielmehr gibt es in den meisten größeren Firmen und Institutionen Anlaufstellen, die Rat und Unterstützung bei persönlichen und beruflichen Problemen anbieten. Unsere Gesellschaft wird sich der psychischen und physischen Auswirkungen, die eine Veränderung auf den Menschen haben kann, offensichtlich in wachsendem Maße bewusst: Es gibt immer mehr Stressmanagement-Seminare, Wellness-Angebote und Beratungsstellen. Sie müssen solche Krisenzeiten also nicht mehr allein bewältigen. Wenn Sie Hilfe suchen, werden Sie sie finden.

Unterstützung in Krisenzeiten

> Eine Therapie oder Beratung, die Ihnen bei der Verarbeitung ihrer Gedanken und Gefühle hilft, kann gerade auf Stufe 3 von unschätzbarem Wert sein. Mit professioneller Hilfe können Sie wieder Vertrauen und Zuversicht entwickeln.

Manchmal rücken die Dinge auch wieder in die richtige Perspektive, wenn man hinaus in die Natur geht. Ein Spaziergang im Wald zum Beispiel kann eine heilsame Wirkung haben. Auch ganz praktische Tätigkeiten wie Geschirrspülen oder Knöpfe annähen oder das Auto waschen können helfen, wieder festen Boden unter die Füße zu bekommen.

Kraftquellen

Vorsicht vor Vergleichen

Die dritte Phase des Anpassungsprozesses kann wenige Wochen bis mehrere Monate dauern. Machen Sie nicht den Fehler, Ihre Erfahrung mit den Erfahrungen anderer zu vergleichen, sonst geraten Sie in Gefahr, sich unter Druck zu setzen. Es gibt auf der ganzen Welt nicht zwei Menschen, deren Erfahrungen sich aufs Haar gleichen, auch wenn Menschen mit ähnlicher Persönlichkeit vielleicht Ähnliches berichten.

Den Blick nach vorn richten

Jetzt ist der Zeitpunkt erreicht, an dem Sie Energie in die Zukunft investieren können. Sie müssen durchaus nichts Großartiges unternehmen, aber Sie sollten sich kleine Erfolgserlebnisse gönnen, damit Sie den Blick wieder nach vorn richten können. Wer in dieser Phase stecken bleibt, wird noch nach Jahren von der »guten alten Zeit« schwärmen und nicht an die Zukunft denken. Die Bindung an die Vergangenheit kann so stark werden, dass ein anderes Leben unvorstellbar wird. Leider kann einem diesen Schritt niemand abnehmen; man muss selbst bereit sein weiterzugehen. Wer den Mut dazu nicht aufbringen kann, sollte sich professionelle Hilfe holen.

Ein Urlaub nach dieser turbulenten Zeit kann den allgemeinen Heilungsprozess ebenso beschleunigen wie die Erschließung neuer Tätigkeitsbereiche oder das Eingehen kleinerer Risiken, bei denen der Erfolg garantiert ist. Wer eine Scheidung durchmacht oder einen

Ehepartner verloren hat, könnte jetzt zum ersten Mal wieder als Single an einer Abendeinladung teilnehmen, vielleicht in Begleitung eines guten Freundes, der ihm beisteht. Wer umgezogen ist, könnte Nachbarn oder neue Freunde einladen oder sich auf andere Weise in der neuen Nachbarschaft engagieren. Unternehmen Sie kleine Schritte und fangen so an, sich Ihre neue Welt zu erobern.

Neue Offenheit für andere Menschen …

Vielleicht hilft es Ihnen, wenn Sie hin und wieder für ein paar Minuten die Augen schließen und an einen Zeitpunkt in zwei Jahren denken. Tun Sie so, als hätten Sie die Macht, sich einen idealen Tag zu schenken. Malen Sie ihn sich so aus, wie er am allerschönsten für Sie ist.

Überlegen Sie, wo Sie an diesem Tag sein und was Sie tun werden. Wie fühlen Sie sich jetzt, nachdem der Übergang bewältigt ist und Sie in Ihrem neuen Leben ganz zu Hause sind? Sind Sie mit jemandem zusammen oder sind Sie allein? Machen Sie sich ein Bild von sich und Ihren Beziehungen zu allem, was Sie umgibt. Geben Sie sich eine Zeit lang dem Zauber dieses Augenblicks hin und schreiben dann auf, was Sie sagten, fühlten und hörten, als sei es in diesem Augenblick wahr. Zum Beispiel: »Ich spaziere im hellen Sonnenschein an einem Strand entlang. Es ist früher Morgen und ich bin ganz allein. Ich fühle mich gelöst und glücklich und genieße mein Leben.«

… und für Ruhe

Wenn Sie fertig sind, lesen Sie das Geschriebene mehrmals durch und ergänzen es durch alles Schöne, was Ihnen zu diesem idealen Tag noch einfällt.

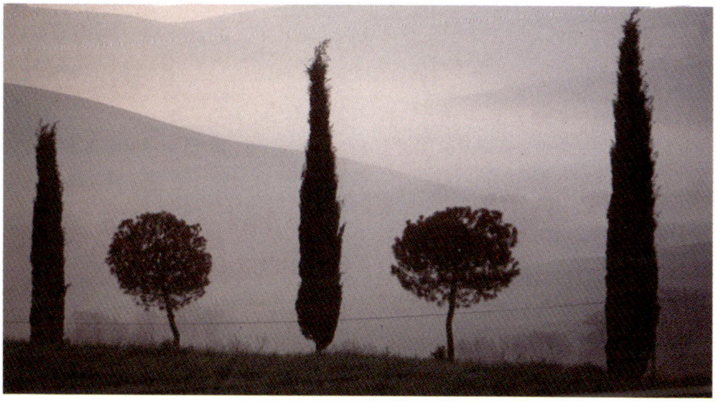

Fragen	Affirmationsvorschläge
Bin ich ein guter Mensch?	Ich bin, wer ich bin und es gibt Menschen, die mich lieben.
Werde ich das alles je in den Griff bekommen?	Ich lerne, mir selbst zu vertrauen.
Ich habe solche Angst.	Die Menschen werden mir helfen.
Warum reagiere ich so gefühlsbetont?	Ich wachse.
Werde ich jemals wieder einem Menschen vertrauen?	Ich lerne, mich selbst zu lieben.

Ihre Chance für inneres Wachstum: In Fühlung mit dem inneren Selbst zu kommen und mehr Mitgefühl und Liebe zu sich selbst und anderen zu entwickeln.

Persönliche Anmerkungen zu Stufe 3

- Wie gehen Sie in solchen Zeiten normalerweise mit Ihren Gefühlen um?
- Schreiben Sie alles auf, was Ihnen den Übergang erleichtern kann.
- Welche Verhaltensweisen sollten Sie verstärken – welche einschränken –, um gesund zu bleiben?
- Überlegen Sie, was Sie heute für sich tun können, und setzen Sie mindestens eine dieser Überlegungen in die Tat um. Vielleicht machen Sie einen kurzen Spaziergang. Schreiben Sie die zehn Eigenschaften auf, die Sie am liebsten an sich mögen (z. B. *meinen Sinn für Humor*).
- Schreiben Sie zwanzig Dinge auf, die Sie wirklich gern tun (z. B. *im Regen spazieren gehen*).

Erinnern Sie sich, wie es beim letzten Mal war, als Sie diese Dinge taten, und überlegen Sie, ob Sie am kommenden Wochenende etwas tun können, was Ihnen Freude bereitet. Sie verdienen es. Denken Sie immer, wenn Sie traurig oder einsam sind, an Ihre Vorzüge und an die Dinge, die Ihnen Freude machen; das alles ist immer für Sie da.

Bereit für Stufe 4?

Licht am Ende des Tunnels

Sehen Sie schon ein kleines Licht am Ende des Tunnels? Wenn die Antwort Ja lautet, sind Sie wahrscheinlich bereit für den nächsten Schritt. Sie sind vielleicht immer noch traurig, aber Sie haben sich Ihren Ängsten gestellt und Ihrem Zorn und Ihrer Trauer Ausdruck gegeben. An die Stelle von Selbstzweifeln und Ängsten treten Selbstvertrauen und Optimismus. Sie akzeptieren, dass es kein Zurück gibt – und sie sind stark genug, der Zukunft ins Auge zu sehen.

Vierte Stufe: Loslassen

Pläne für die Zukunft

Von einem bestimmten Punkt der Krise an werden Sie keine Lust mehr haben, in der Vergangenheit zu leben und anfangen, Pläne für eine neue Zukunft zu schmieden. Der Kummer ist vorbei; Sie wissen, dass Zorn und Zweifel nichts mehr nützen. Jetzt sind Sie bereit für die Zukunft. Es wird Zeit, eine Kehrtwende zu vollziehen und nach vorn zu sehen.

Der Übergang zur vierten Stufe erfordert Mut. Das Anklammern an die Vergangenheit bietet immerhin einen gewissen Trost; auch wenn es Ihnen nicht gut geht, bewegen Sie sich doch auf vertrautem Gebiet. Sobald Sie sich jedoch zum Loslassen entschließen, nehmen Sie die Ihnen gestellte Herausforderung an und wagen den Schritt ins Unbekannte. Viele Betroffene erleben dies als wichtigen Durchbruch.

Von nun an werden Sie Ihre Energie in völlig neue Bahnen lenken und sich auf die Chancen und positiven Entwicklungsmöglichkeiten

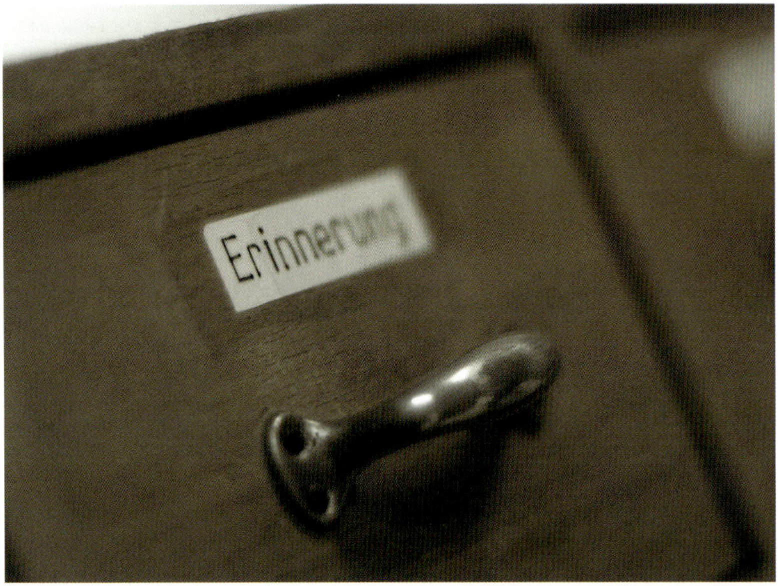

konzentrieren, die auf Sie warten. Wer dagegen die Vergangenheit nicht wirklich hinter sich lässt, hat nicht die Kraft, das Neue aktiv zu gestalten, denn es kostet enorme Anstrengung, am Alten festzuhalten, wenn eigentlich die Zeit gekommen ist, weiterzugehen.

Drei Möglichkeiten im Umgang mit dem Abgrund

Ein Blick auf die Stimmungskurve zeigt Ihnen, dass Sie in der dritten Phase in den Abgrund gestürzt sind. Dort haben Sie drei Möglichkeiten: Sie können versuchen, den Weg, den Sie kamen, zurückzugehen, Sie verharren im Abgrund – oder Sie lassen die Vergangenheit los und machen sich auf den Weg zur anderen Seite der Talsohle.

Wie mühselig diese dritte Bewältigungsmöglichkeit ist, wird anschaulich, wenn Sie sich vorstellen, die Strecke von Stufe 2 *(Leugnung)* bis Stufe 4 *(Loslassen)* sei mit einem Ölfilm überzogen, so dass Sie auf Ihrem Weg hinauf immer wieder ausgleiten und ein Stück zurückrutschen. Dennoch hat es keinen Sinn, im Abgrund zu verharren, wenn die Aufgabe, vor die er Sie gestellt hat, gelöst ist. Der Weg von Stufe 4 zu Stufe 7 *(Integration)* mag Ihnen unbekannt und steil erscheinen, vielleicht sogar eine Überforderung darstellen

– doch es sind Stufen in den Hang gehauen, und jetzt, nachdem Sie erst einmal den Entschluss gefasst haben, weiterzugehen, besitzen Sie auch die Fähigkeiten und die Kraft, die Sie brauchen, um den Aufstieg zu bewältigen. (Im Kapitel ›Hilfreiche Strategien‹ finden Sie eine Auflistung der Fähigkeiten, die Sie zur Bewältigung eines Lebensumbruchs benötigen; ein Blick darauf kann Ihnen unter Umständen schon auf dieser Stufe weiterhelfen.)

Neue Stufen erklimmen

Gefühle

Für die meisten Menschen hält diese Stufe nach Sturm und Regen die ersten Sonnenstrahlen bereit. Die Entscheidung, sich der Zukunft zu stellen, weckt die Lebensgeister – auch wenn dieses Gefühl sich zunächst nur zaghaft regt und noch leicht zu erschüttern ist.

Blick in die Zukunft

Anne war fünfundvierzig, als das letzte Kind aus dem Haus und zur Universität ging. Sie hatte zehn Jahre lang als Teilzeitkraft gearbeitet, ihren Job jedoch nie sehr ernst genommen; ihre eigentliche Aufgabe sah sie in der Mutterrolle.
Beim ersten Weihnachtsfest in dem nun leeren Haus war sie sehr deprimiert und fragte sich, warum sie überhaupt noch weitermachen sollte – es brauchte sie ja keiner mehr. Im März des darauf folgenden Jahres wachte sie eines Morgens auf und wusste, dass dieser Tag etwas Besonderes für sie bringen würde. Sie fühlte sich, als sei eine schwere Last von ihr genommen, so erzählte sie, und ihr Glaube an sich selbst kehrte zurück. In der Folgezeit machte Anne Karriere. Sie besitzt heute eine eigene Firma.

Neue Lebenskräfte

In dieser Zeit häufen sich bei den meisten Betroffenen die Rückfälle auf frühere Stufen so massiv, dass man förmlich von einem Hin- und Herpendeln sprechen kann. Den einen Tag fühlen sie sich großartig, am nächsten wachen sie auf und stellen sich erneut die alten Fragen, die sie auf Stufe drei zurückwerfen.

Altes und Neues

Beim ersten Mal kann ein solcher Rückfall erschreckend wirken, dachten Sie doch, Sie seien nun endgültig ›drüber weg‹. Machen Sie sich jedoch keine Sorgen, auch dies ist ein ganz natürlicher Teil des Veränderungsprozesses. Denken Sie daran, dass das Neue noch sehr zerbrechlich ist und das Alte noch große Macht hat. Dies im Verein mit der bei allen Menschen tief verwurzelten Abneigung gegen jegliche Veränderung bedeutet, dass wir uns anstrengen müssen, diese Klippe zu überwinden.

Marie hatte sehr unter ihrer Scheidung gelitten, doch dank der Unterstützung von Freunden hatte sie sich wieder gefangen. In der Zeit des größten Schmerzes und Selbstzweifels hatte sie eine Art Halluzinationen, von denen sie niemandem erzählt hatte.

Umgang mit Depressionen

Eines Abends lag sie allein zu Hause auf dem Sofa. »Es war dunkel und ich hatte solche Angst, dass ich sicher war, der Tod wäre leichter zu ertragen als diese Situation«, erinnerte sie sich. »Ich lag eine Weile reglos da und hoffte, dass irgendetwas geschehen würde, und plötzlich hörte ich eine Stimme in mir, die mir sagte, es würde mir wieder gut gehen. In diesem Augenblick wusste ich, dass ich es schaffen würde.« Sie stand auf und fing an, hin und her zu gehen und sich selbst zu versichern, dass sie die Krise meistern werde.

Beim Aufwachen am nächsten Morgen dann sah alles wieder ganz anders aus. Sie war zurückgefallen in die Dunkelheit und haderte verzweifelt mit sich selbst. Später am Tag hatte sie erneut das Gefühl der Hoffnung und Zuversicht, und diesmal dauerte es länger, bis die Zweifel wiederkamen. Jetzt war sie auch nicht mehr so verzagt darüber, weil sie wusste, dass sie wieder aus dem Tief auftauchen würde.

Abschied von Vergangenem

Möglicherweise erleben Sie in der Phase des Loslassens sogar einen kurzzeitigen Rückfall auf Stufe 2 *(Leugnung)* oder machen einen Sprung zu Stufe 5 *(Neues Selbstwertgefühl)*, doch die Hauptaufgabe dieser Phase ist der Abschied von der Vergangenheit und das Entwickeln einer Vision für die Zukunft. Da Sie noch keine Vorstellung haben, wie die Zukunft aussehen könnte, fühlen Sie sich ›in

Schwebezustand

der Schwebe‹ – wie ein Trapezkünstler, der das eine Trapez bereits losgelassen hat, ohne das andere auch nur von fern erkennen zu können. In gewisser Hinsicht trifft das den Tatbestand genau. Deshalb ist es wichtig, dass Sie in dieser Zeit konkrete Vorstellungen über die neue Richtung entwickeln, in die Sie sich bewegen, und entsprechende Entschlüsse fassen, die der Verwirklichung Ihrer Vorstellungen dienen.

In einer Firma arbeiteten wir einmal mit den Mitarbeitern einer Abteilung, die allesamt Schwierigkeiten mit einem neuen Leiter hatten. Ihr früherer Chef hatte einen völlig anderen Führungsstil, und alle waren mit seinem Stil zufrieden. Der neue Manager gab sich zwar große Mühe, akzeptiert zu werden, doch das Team hielt hartnäckig an der Vergangenheit fest.
Im Lauf des Workshops konnten wir den Leuten zu der Einsicht verhelfen, dass sie mit der Vergangenheit abschließen mussten. Wir veranstalteten eine rituelle Abschiedsfeier, bei der sie die Qualitäten der »guten alten Zeit« würdigen und sich gleichzeitig von dieser Ära verabschieden konnten.

»Die gute alte Zeit …«

Am nächsten Tag richteten wir gemeinsam den Blick auf die Zukunft und entwickelten Vorstellungen, wie das gesamte Team sich fühlen würde, wenn alle an einem Strang zögen und wieder gern und mit vereinten Kräften arbeiteten. Wir ermutigten die Mitarbeiter, die positiven Seiten der Vergangenheit, an denen ihnen besonders lag, mit in die Zukunft zu nehmen.

> Die wichtigste Voraussetzung in dieser Phase ist die Bereitschaft, die Vergangenheit loszulassen, eine Wendung zu vollziehen und nach vorn zu schauen.

Wir haben bei unserer Beratungstätigkeit für Firmen immer wieder festgestellt, dass von Angestellten erwartet wird, etwas Neues zu beginnen, ohne das Alte wirklich abgeschlossen zu haben. Sie erhalten wenig bis gar keine Unterstützung dabei, sich vom Alten zu lösen und den Verlust zu verarbeiten, bevor sie sich auf das Neue, das sie erwartet, einlassen. Sie sollen einfach funktionieren, ganz gleich, was in ihrem Umfeld geschieht.

Umgang mit Verlustgefühlen

Die Folge ist, dass sie einen großen Teil ihrer Kraft in die Auseinandersetzung mit ihren Verlustgefühlen investieren, während sie gleichzeitig die neue Situation bewältigen müssen. Wenn der Übergangsprozess nicht bewusst vollzogen und verarbeitet wurde, dauert es in der Regel weitaus länger, sich an neue Strukturen, einen neuen Chef oder neue Arbeitsmethoden anzupassen.

Sich Unterstützung holen

Auf Stufe 4, der Stufe des Loslassens, müssen zwei Aufgaben gleichzeitig bewältigt werden. Zum einen gilt es, die Vergangenheit bewusst loszulassen und zum anderen, energische Schritte in Richtung Zukunft zu unternehmen.

Die von Freunden und Kollegen erfahrene Unterstützung bei kleineren, erfolgsorientierten Projekten, die Ihnen ein Gefühl dafür vermitteln, wie Ihre neue Welt aussehen wird, ist hier eine große Ermutigung. Auch professionelle Hilfe oder Beratung kann in dieser Situation nützlich sein.

Der ideale Tag

> Meditieren Sie oder setzen Sie sich einfach einmal ruhig hin und überlegen Sie, wie Ihr Leben aussehen wird, wenn all dies vorüber ist – das macht Ihnen den Wechsel auf die andere Seite der Stimmungskurve leichter. Konzentrieren Sie sich auf den ›idealen Tag‹, den Sie am Ende der Phase des *Abgrunds* skizziert haben, ergänzen Sie Ihr Bild gegebenenfalls und beschwören Sie es als konkrete Vision herauf – wie es weiter unten in diesem Kapitel beschrieben ist. Auf diese Weise können Sie Ihre Kraft und Energie für die Zukunft bündeln. Während Sie das tun, werden Sie spüren, wie Ihre Bindung an die alte Situation schwächer wird und sich löst.

Sehr hilfreich ist die Begegnung mit Menschen, die ähnliche Erfahrungen gemacht haben. Im Austausch mit ihnen gewinnt man eine gewisse Distanz zu den schmerzhaften Phasen des Übergangsprozesses und hat gelegentlich sogar das Gefühl, die Dinge wieder im Griff zu haben – ein Gefühl, das allerdings meist noch nicht von langer Dauer ist.

Angemessene Gesprächspartner suchen

Wenn es sich bei dem Übergang, mit dem Sie kämpfen, um eine berufliche Veränderung handelt, dann ist es jetzt an der Zeit, sich eine Beziehung zu einem Mentor zu suchen, der Ihnen bei den nächsten Schritten beratend zur Seite steht. Im besten Fall ist dies eine Person, die viel Erfahrung mit Ihrem neuen Arbeitsgebiet hat oder der viel daran liegt, dass Sie Erfolg haben. Ideal wäre es, wenn Sie jemand fänden, der beide Qualitäten in sich vereinigt.

Kraftquellen

Konkrete Visionen für die Zukunft sind hilfreich

Das Vertrauen darauf, dass sich alles irgendwie finden und dass es einem eines Tages besser gehen wird, scheint eine unverzichtbare Voraussetzung sowohl für den Prozess des Loslassens als auch für den Schritt in die nächste Phase zu sein. Wer sein Selbstvertrauen mobilisiert und überzeugt ist, dass er alles hat oder finden wird, was er braucht, um im Veränderungsprozess weiterzukommen – Unterstützung, Ermutigung, eine positive Einstellung und ein paar realistische erste Schritte – wird diese Phase wahrscheinlich recht schnell durchlaufen. Der Loslösung von der Vergangenheit muss dabei stets eine konkrete Vision für die Zukunft gegenüberstehen; nur so ist der Übergang in die nächste Stufe, das Ausloten der eigenen Grenzen, möglich.

Vielleicht ist jetzt auch die Zeit innerhalb des Übergangsprozesses gekommen, in der Sie einige Ihrer grundlegenden Überzeugungen von sich selbst und vom Leben daraufhin überprüfen sollten, ob sie noch Gültigkeit für Sie haben.

Paula hatte immer gedacht, dass Menschen, die ihre Arbeitsstelle wechselten, arm dran seien, deshalb harrte sie sieben Jahre in derselben Position aus – obwohl sie gar nicht das machte, was sie eigentlich wollte. »Ich dachte, ich sollte dankbar sein für das, was ich hatte, und wenn ich etwas änderte, würden die Leute denken, ich sei eine von den ewig Unzufriedenen. Eines Tages – wir steckten mitten in einer größeren Umstrukturierung unseres Büros und ich war sehr niedergeschlagen – nahm ich eher zufällig die Zeitung zur Hand und las die Stellenanzeigen. Überrascht über die Vielfalt von Möglichkeiten, die Leuten mit meinen Voraussetzungen offen standen, beschloss ich, mich für einige der ausgeschriebenen Posten zu bewerben. Innerhalb von acht Wochen hatte ich einen neuen Job, einen Firmenwagen und ein höheres Gehalt. Wenn ich heute zurückblicke, kann ich kaum mehr glauben, dass ich so lange stillgehalten habe.«

Offenheit für neue Ziele

Eingefahrene Überzeugungen

Häufig ist man sich gar nicht bewusst, wie stark man von eingefahrenen Überzeugungen beeinflusst ist. Einstellungen und Überzeugungen wirken im Unterbewusstsein und werden uns erst angesichts außergewöhnlicher Situationen bewusst.

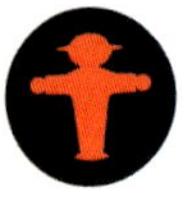

Auch regelmäßige sportliche Aktivitäten oder Entspannungsübungen können Ihnen die Phase des Loslassens erleichtern. Auf der Stufe 3, der Phase des *Abgrunds,* waren Sie wahrscheinlich angespannt und reizbar. Sicherlich hatten Sie häufiger Kopfschmerzen, als Sie es von sich kennen, und ihr Nacken und ihre Schultern waren stark verspannt. Vielleicht haben Sie bemerkt, dass Sie manchmal die Fäuste ballten und mit den Zähnen knirschten, und wahrscheinlich hatten Sie immer wieder Rücken- und Magenschmerzen. Bei einem wichtigen Lebensumbruch sind derartige Beschwerden ganz und gar nichts Ungewöhnliches.

Für Entspannung sorgen

Entspannungstechniken und Programme mit Körperübungen eignen sich hervorragend zur Lösung der Spannungen, die sich in Ihrem Körper aufgebaut haben, während Sie mit der Veränderung kämpften. Wenn solche physischen Verkrampfungen nicht gelockert werden, wird es Ihnen wahrscheinlich schwer fallen, optimistisch in die Zukunft zu blicken; ihr ›armer alter schmerzgepeinigter Körper‹ wird Sie daran hindern.

Als rasche Sofortmaßnahme schlagen wir Ihnen vor, einen Spaziergang zu machen, ein spannendes Buch zu lesen oder ein heißes Bad zu nehmen. Und sagen Sie sich, dass Sie sich das verdient haben!

Um Ihrer Zuversicht noch mehr Raum zu geben, sollten Sie inneren und äußeren Ballast abwerfen und überlegen, welcher Dinge oder Personen Sie sich entledigen müssen, um die Last zu erleichtern. Gibt es alte Briefe, alte Fotos oder alte Kleider, die Sie aufgehoben haben und die Sie besser wegwerfen oder fortgeben sollten? Könnte ein Umzug oder ein Arbeitsplatzwechsel Ihnen neuen Auftrieb geben? Unter Umständen würde sogar ein neues Auto die emotionale Bindung an die Vergangenheit lösen helfen …

Ballast abwerfen

Unsere Freundin Johanna musste eine ganze Reihe von Veränderungen bewältigen und der Anpassungsprozess dauerte bei ihr ungewöhnlich lange. Als wir sie das letzte Mal sahen, erzählte sie: »Mein Hund ist gestorben, mein Mann hat mich verlassen und die Kinder sind aus dem Haus. Ich brauche keinen Kombi mehr und habe mir einen kleineren Wagen gekauft, genau passend für mich. Seither geht es mir viel besser!«

Jetzt, auf der Stufe des *Loslassens,* sind alle Arten von Aktivitäten angbracht, die Ihnen helfen, Ihre Selbstachtung wiederzugewinnen. Der Aufenthalt im *Abgrund* kann sehr anstrengend sein. In dieser Zeit entwickeln viele Betroffene ein negatives Selbstbild, weil sie mit den dunklen Seiten ihrer Persönlichkeit konfrontiert werden. Es gilt deshalb, aufs Neue Begeisterung, Optimismus und Selbstvertrauen zu finden, denn nur so gelingt der Schritt auf die andere Seite der Stimmungskurve.

Selbstachtung muss zurückgewonnen werden

Gerhard nahm in den ersten acht Monaten, nachdem seine Frau ihn verlassen hatte, über vierzig Pfund zu. Weil er sich hässlich fühlte und glaubte, dass er durch seine äußere Erscheinung abstoßend auf seine Umgebung wirken müsse, zog er sich immer mehr zurück und ging nur noch aus dem Haus, wenn es unbedingt nötig war. Das schöne Sommerwetter draußen registrierte er gar nicht, als er eines Tages einige alte Schulfotos durchsah. Viele der Bilder zeigten ihn bei der Ausübung irgendeines Sports; am liebsten mochte er die, die ihn bei Siegerehrungen in Taucherwettbewerben zeigten. Gerhard war immer ein ausgezeichneter Schwimmer gewesen, aber jetzt war er nicht mehr stolz auf

Rückzug ins ›Schneckenhaus‹ als Schutzmaßnahme

seinen Körper. »Ich sah mir die Fotos an und betrachtete mich dann im Spiegel – es war schrecklich. Mit einundvierzig sah ich aus wie ein fetter alter Mann. Ich fragte mich, ob ich absichtlich so zugenommen hatte, um mir die Frauen vom Leib zu halten, damit ich nicht noch einmal eine solche Verletzung erleben konnte.« Er erzählte, dass er den Rest des Tages mit einem Spaziergang am Fluss verbrachte, auf dem er ein klares Bild entwarf, wie er aussehen wollte. Ihm wurde klar, dass er die Sicherheit, die ihm die Schutzschicht aus Fleisch gab, nicht mehr brauchte; sie war zu einer Last geworden, die er mit sich herumschleppte.
In der Folge gelang es ihm, Gewicht zu verlieren, er klebte ein früheres Foto von sich an den Badezimmerspiegel und fing wieder an, regelmäßig schwimmen zu gehen. Das Letzte, was wir von ihm hörten, war, dass er seine überflüssigen Pfunde verloren hatte und sein gesellschaftliches Leben wieder in vollen Zügen genoss.

Suche nach Genuss und neuem Selbstwertgefühl

Manche Menschen erinnern sich an frühere Hobbys oder entdecken neue, in denen sie ihre Kreativität ausleben können und die ihnen Erfüllung und Genuss schenken. Andere fangen an zu joggen, zu walken, Fahrrad zu fahren oder zu schwimmen und stellen fest, dass solche sportlichen Aktivitäten ihnen helfen, sich psychisch und physisch wohler zu fühlen. Uns sind Fälle bekannt, in denen Menschen in der Krise sich mit Aikido, T'ai Chi, Eurythmie oder einer anderen Bewegungsart beschäftigt und dadurch ihr Selbstwertgefühl zurückgewonnen haben. So kann diese Phase geradezu eine Zeit der Selbsterneuerung werden, vorausgesetzt, Sie sind bereit, auf den Trost des Altvertrauten zu verzichten und die Gelegenheit zu persönlichem Wachstum wahrzunehmen.

Loslassen – Ein Ritual und eine Vision

Die folgende zweiteilige Übung kann Ihnen dabei helfen, den Prozess des Loslassens zu vollenden. Teil 1 führt Sie durch ein Loslass-Ritual, Teil 2 beschreibt eine Möglichkeit, eine konkrete Vision der Zukunft erstehen zu lassen.

Übung zum Loslassen

Teil 1:

Gewöhnlich stellt sich die Loslösung von der Vergangenheit und die Ausrichtung auf die Zukunft von selbst ein, wenn die Zeit dafür gekommen ist. Ein formales Ritual kann jedoch unterstützend dabei mitwirken, die Vergangenheit abzuschließen und die Periode des Vor- und Zurückschwankens zwischen Neuem und Altem zum Abschluss zu bringen.

Das hier vorgestellte Ritual besteht aus mehreren Schritten. Wir schlagen vor, dass Sie Ihr Notizbuch zur Hand nehmen, wenn Sie im Folgenden über die einzelnen Schritte nachdenken. In einer Gruppe mit anderen Menschen, die sich ebenfalls in Übergangssituationen befinden, können das Loslass-Ritual und die Visualisierungsübungen zur Zukunft einen nützlichen Gruppenprozess in Gang bringen.

1 Machen Sie sich bewusst, wovon genau Sie jetzt Abschied nehmen wollen, und notieren Sie: »Ich lasse … los.« Vielleicht möchten Sie sich von Ihrer Angst vor dem Alleinsein, von dem Gefühl des Versagens oder von einer Beziehung zu einem anderen Menschen freimachen.

2 Schließen Sie die Augen und denken Sie daran, wie die Person, die Eigenschaft oder die Sache, die Sie loslassen, Ihnen in der Vergangenheit geholfen hat. Danken Sie dafür.

3 Fassen Sie den Entschluss, die Person, Eigenschaft oder Sache loszulassen.

4 Lesen Sie ihre Aussage laut vor und verbrennen Sie sie dann. Durch das Verbrennen wird Ihre Aussage in eine andere Form von Energie verwandelt.

5 Schließen Sie abermals die Augen und entwerfen Sie ein Bild von dem sichersten Ort, den Sie sich vorstellen können. Es kann ein warmer, sonniger Strand sein, ein Lieblingszimmer oder ein schöner Wald. Entspannen Sie sich und erfreuen Sie sich ein paar Minuten lang an diesem sicheren Ort – in dem Wissen, dass Sie in Ihrer Vorstellung jederzeit hierher zurückkehren können.

Kontakt zu helfenden Menschen aufnehmen

6 Schreiben Sie die Namen der Menschen auf, die Ihnen im Augenblick am nächsten stehen und Sie am stärksten unterstützen. Vielleicht möchten Sie am Ende des nächsten Schrittes Kontakt zu ihnen aufnehmen und mit ihnen über das sprechen, was Sie getan haben.

Trauer und Verlust, Leere und Angst können auftreten

Seien Sie nicht überrascht, wenn Sie am Schluss des Loslassprozesses ein überwältigendes Gefühl von Trauer und Verlust empfinden. Vielleicht spüren Sie auch eine wachsende Leere und Angst bei dem Gedanken, was wohl die Lücke zwischen Vergangenheit und Zukunft füllen wird. Sie können jederzeit an den sicheren Ort zurückkehren, den Sie in Punkt 5 geschaffen haben und Entspannung an die Stelle der Angst treten lassen. (Im Kapitel ›Wie Sie es sich leichter machen können‹ wird ausführlicher auf diese Technik der *systematischen Desensibilisierung* eingegangen.)

Sich Zeit nehmen

Wenn Sie das Ritual aus Teil 1 vollzogen haben, haben Sie mehr erreicht, als Sie meinen. Nun müssen Sie dem Erlebnis nur noch die Möglichkeit geben, sich zu festigen, bevor Sie zu Teil 2 übergehen und den Blick in die Zukunft richten. Gönnen Sie sich mindestens ein paar Stunden Unterbrechung. Manche Menschen machen an diesem Punkt einen Spaziergang, andere ziehen es vor, eine Nacht darüber zu schlafen – und vielleicht am nächsten Tag ihre Träume zu erzählen.

Teil 2:

Konkrete Visionen

Wenn Sie das Loslass-Ritual vollzogen haben, ist es Zeit, konkret zu überlegen, wie Sie Ihre neue Situation gestalten wollen, damit Sie etwas haben, auf das Sie sich freuen können – etwas, das Sie sich selbst, aus eigener Kraft, geschaffen haben. Wenn Sie eine solche Vision für die Zukunft haben, werden Sie ganz von selbst anfangen, nach Menschen und Situationen zu suchen, die Sie dort hinführen können. Ohne eine konkrete Vision erzielen Sie bestenfalls Zufallserfolge und sind eventuell sogar in Gefahr, wieder ins Anklammern an die Vergangenheit zurückzufallen.

Im letzten Kapitel haben wir als eine Möglichkeit, die Stufe 3 hinter sich zu lassen und weiterzukommen, vorgeschlagen, sich als ersten Schritt in die selbst geschaffene Zukunft einen idealen Tag in dieser Zukunft vorzustellen. Jetzt ist es Zeit für den zweiten Schritt: für einen sehr viel konkreteren Entwurf.

Konkreter Entwurf

Schließen Sie für einige Minuten die Augen – manchen Menschen fällt das leichter bei leiser Hintergrundmusik – und überlegen Sie, wie Ihr Leben wäre, wenn es genau so sein könnte, wie Sie es sich in ein oder zwei Jahren wünschen. Dann nehmen Sie sich zehn Minuten Zeit, um über Ihre Antworten auf die unten stehenden Fragen nachzudenken.

- *Wie steht es um Ihr körperliches Befinden?*
  Wie viel wiegen Sie? Wie fit sind Sie?
- *Wie erweitern Sie Ihren Horizont?*
  Welches Wissen und welche Fähigkeiten erwerben Sie?
- *Wie gehen Sie mit Ihren Gefühlen um?*
  Sind Sie im Stande, sie auszudrücken? Wie sehen Sie ihr Leben und Ihre Zukunft?
- *Was inspiriert Sie?*
  Ihre Arbeit, die Natur, Musik?
- *Wie sehen Ihre Beziehungen zu Ihrer Familie, Ihren Freunden und Ihren Kollegen aus?*
- *Welches sind Ihre jüngsten Errungenschaften?*
  Worauf sind Sie stolz?
- *Womit umgeben Sie sich?*
  Wie sieht Ihr Haus, ihre gesamte äußere Umgebung aus?
- *Haben Sie spezielle Interessen und Hobbys?*
  Welche?
- *Wie sieht Ihr idealer Arbeitstag aus?*
  Welcher Arbeit gehen Sie nach? Wie sieht Ihre Arbeitsumgebung aus? Wie sind Ihre Beziehungen zu Ihren Kollegen? Wie fühlt es sich an, dort zu arbeiten?

Notieren Sie Ihre Antworten in Ihrem Tagebuch. Den größten Erfolg (und die größte Freude!) haben Sie, wenn Sie dabei so tun, als sei alles bereits Realität. Das heißt: Stellen Sie sich einen Zeitpunkt vor, der zwei Jahre in der Zukunft liegt und in dem Sie das Leben beschreiben, das Sie derzeit führen. Gebrauchen Sie das Präsens: Ich bin …, ich habe … – *nicht* das Futur: Ich werde …. Im Präsens zu schreiben, hat einen wesentlich stärkeren Einfluss auf Verhaltensänderungen und kann Ihnen helfen, Ihre Wünsche auf effizientere Weise zu realisieren.

Wünsche realisieren

Sehr interessant kann es auch sein, das Ideal, das Sie jetzt entworfen haben, mit dem idealen Tag zu vergleichen, den Sie sich am Ende von Stufe 3 vorstellten. Wahrscheinlich geht es Ihnen jetzt besser als zu der Zeit, als Sie tief im *Abgrund* steckten, und wahrscheinlich sehen Ihre Wünsche für die Zukunft jetzt sehr viel konkreter aus. Nehmen Sie sich vor, von Zeit zu Zeit mit und an dieser Vision zu arbeiten. Eine *self-fulfilling prophecy* (selbsterfüllende Prophezeiung) wirkt sehr viel besser, wenn man sich die Dinge immer wieder vorstellt und nicht nur ein einziges Mal vor Augen führt.

Fragen	**Affirmationsvorschläge**
Kann ich mir vertrauen?	Ich kann es.
Reicht mein Mut aus?	Ich hatte auch früher Erfolg.
Habe ich die Fähigkeiten und das Wissen, um weiterzukommen?	Ich habe Fähigkeiten und Wissen, und ich weiß, wie ich mehr erwerbe, wenn es nötig ist.
Werde ich mein neues Leben meistern können?	Ich bin bereit.
Werde ich mich einfügen?	Ich weiß, dass es einen Platz für mich gibt.
Werde ich akzeptiert werden?	Ich akzeptiere mich selbst.

Ihre Chance für inneres Wachstum: Der Zukunft ins Auge blicken, neues Selbstvertrauen und Optimismus entwickeln.

Persönliche Anmerkungen zu Stufe 4

- Schreiben Sie alles auf, woran Sie sich festklammern und was Sie unbedingt loslassen müssen, damit Sie sich der Zukunft zuwenden können. Was hat Ihnen früher geholfen, unerwünschte Gedanken und Gefühle loszuwerden?
- Denken Sie über Ihre Freunde und andere Menschen nach, die Sie kennen. Fällt Ihnen jemand ein, der Sie zurückhält, den Sie loslassen müssen? Wenn ja, wer? Was können Sie tun, um diese Beziehung oder diese Beziehungen zu ändern oder zu beenden? Gibt es jemanden, dem Sie vergeben müssen?
- Gibt es neue Beziehungen, die Sie eingehen müssen, um voranzukommen? Wenn ja, welche? Was können Sie tun, um diese neuen Beziehungen aufzubauen?
- Gibt es irgendetwas anderes, was Sie tun können, um weiterzukommen? Heben Sie immer noch alte Briefe oder Fotos auf, die Sie loslassen (oder vielleicht an einem sicheren Ort deponieren) sollten?

Menschliche Beziehungen überprüfen

Bereit für Stufe 5?

Eintauchen in den Strudel der Ereignisse

Jetzt sollten Sie das Gefühl haben, dass Sie mit der Vergangenheit abgeschlossen haben und der Zukunft mit ungeduldiger Erwartung entgegenblicken. Sie sind förmlich begierig, in den Strudel der Ereignisse einzutauchen und Ihre wachsende Selbstbestimmtheit unter Beweis zu stellen.

Es kann sein, dass Sie manchmal noch ein Gefühl der Unsicherheit verspüren, das Sie jedoch leicht unter Kontrolle bekommen und das nie lange anhält. Sie brennen darauf, etwas Neues, ganz Anderes auszuprobieren und wachen jeden Morgen voller Tatendurst auf!

Fünfte Stufe: Neues Selbstwertgefühl

Festhalten bindet Energie

Wenn Sie soweit sind, die Vergangenheit loszulassen und sich mit wachsendem Selbstvertrauen Gegenwart und Zukunft zu stellen, werden Sie spüren, wie die Sehnsucht nach einem Neubeginn immer stärker wird. Festhalten bindet Energie. Das Loslassen setzt diese Energie frei – in Gestalt von Begeisterung, Optimismus und Vitalität, die dann entstehen, wenn wir uns aus alten Bindungen befreien und den Möglichkeiten, die die Zukunft für uns bereithält, freudig entgegenblicken.

Neue Flügel erproben

> Wenn die Zukunft allmählich heller erscheint und die innere Gewissheit wächst, dass man es am Ende schaffen wird, wird das Bedürfnis weiterzugehen und in der neuen Realität oder Rolle von den anderen wahrgenommen zu werden, übermächtig. Wir möchten endlich aktiv werden und unsere neuen Flügel erproben. Seien Sie nicht überrascht, wenn Sie dabei feststellen, dass Sie wagemutiger und impulsiver sind als früher und jede Möglichkeit, Ihre Grenzen auszutesten und sich selbst zu beweisen, begeistert aufgreifen.

Sie festigen auf diese Weise das Fundament der neuen Lebenssituation und werden sicherer und optimistischer. Es ist nun möglich, größere Risiken einzugehen und sich an den Erfolgen in der neuen Welt zu freuen. Im besten Fall haben Sie das Gefühl. Es stehen Ihnen alle Wege offen.

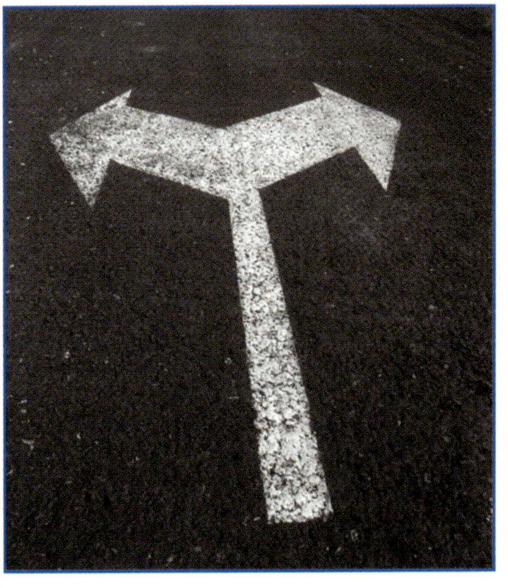

Gefühle

Auf dieser Stufe spüren Sie, wie Ihre Energie von Tag zu Tag stärker zurückkehrt und Ihre Lust wächst, Neues zu probieren. Sie werden dabei Erfolge haben, die Sie voranbringen und Ihnen Selbstvertrauen schenken, aber Sie werden auch Fehler machen, die Sie vorübergehend auf die vorangegangene Stufe zurückwerfen. Je mehr kleine Erfolge Sie in dieser Zeit für sich verbuchen können, desto besser.

Erfolge, Selbstvertrauen, Fehler

Paul musste sich in seiner neuen Position als Verkäufer selbst monatliche Verkaufsziele setzen, die er dann mit seinem Vorgesetzten besprach. Er hatte seinen Plan in der Nacht genau durchgerechnet und legte ihn am nächsten Tag voller Stolz vor. Sein Chef war beeindruckt, hatte jedoch das Gefühl, dass er die Messlatte vielleicht etwas zu hoch gelegt hatte. Er riet Paul, realistischer zu sein, doch der platzte vor Tatendrang und war überzeugt, dass er es schaffen würde.
In der ersten Woche erreichte er tatsächlich sein selbst gestecktes Ziel, und am Freitagabend brachte er eine Flasche Champagner mit, die er mit seinen Kollegen trinken wollte. In der zweiten Woche verfehlte er das Ziel nur knapp, war aber sicher, dass er die Ausfälle im Laufe des Monats aufholen konnte. Doch mit jeder Woche wurde es schwieriger, und am Ende des ersten Monats lag er fünfundzwanzig Prozent unter seinem Monatsziel. Er war tief enttäuscht und begann sich zu fragen, ob er vielleicht besser in seiner früheren Stelle geblieben wäre. Sein Vorgesetzter hatte diesen Ausgang jedoch glücklicherweise vorausgesehen und wusste, dass das typisch für die Anfangsphase war, in der die neuen Verkäufer ihre Fähigkeiten um jeden Preis unter Beweis stellen wollten. Er gratulierte Paul zu seiner Risikobereitschaft und half ihm, sein Selbstwertgefühl schnell wiederzufinden.

Vorsicht bei selbst gesteckten Zielen

In Ihrem neu erwachten Selbstbewusstsein und Erfolgsrausch sollten Sie nicht aus den Augen verlieren, wie Ihre Energie und Tatkraft wohl auf die Menschen in Ihrem Umfeld wirkt. In dieser Phase neigt man leicht zu einem gewissen Fanatismus, gepaart mit einer Aura der Unbesiegbarkeit. Womöglich fangen Sie sogar an, andere zu überreden, das Gleiche zu tun wie Sie selbst, weil Sie so restlos überzeugt von Ihrer Erfahrung sind! In den Siebzigerjahren gab es

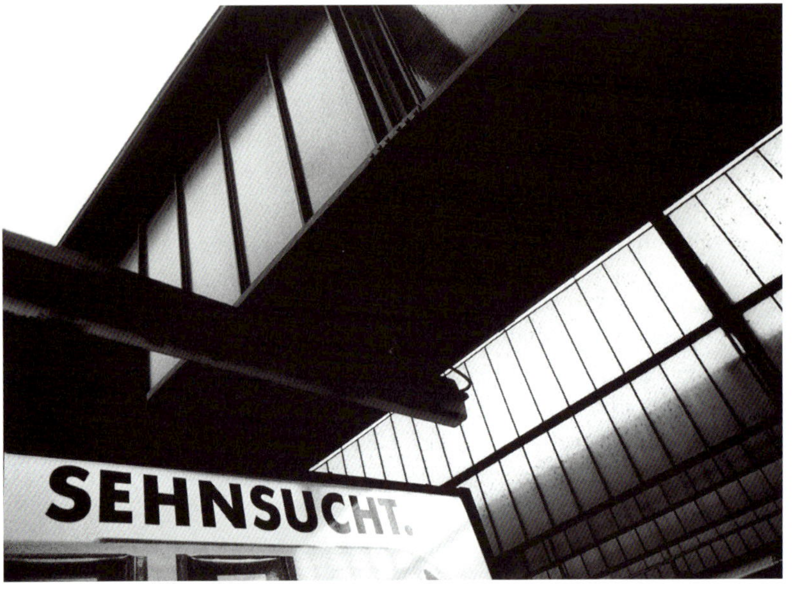

einen wahren Ansturm auf Übungsprogramme, die allesamt das eigene Leben verändern sollten: Selbstsicherheitstraining, Encountergruppen, Sensitivitätstraining, Transzendentale Meditation und anderes. In der Folge investierten die ehemaligen Teilnehmer dann eine Menge Energie in den Versuch, andere zu ihren neu gewonnenen Einsichten zu bekehren oder sie wenigstens dazu zu bewegen, den gleichen Kurs zu besuchen.

Unruhe und Ungeduld

Wahrscheinlich verspüren Sie in dieser Phase ein Gefühl der Unruhe und Ungeduld. Sie möchten die Dinge unbedingt vorantreiben und treten nach außen möglicherweise etwas großspurig auf, womit Ihre Umgebung schwer umgehen kann. Sie sollten sich dieser auf dieser Stufe ganz natürlichen Neigung bewusst sein, damit Sie sich zurücknehmen können, wenn Sie merken, wie Sie sich verhalten oder eine entsprechende Rückmeldung bekommen.

Neigung zum Überschwang

Es ist ein Kennzeichen dieser Stufe, dass die Menschen zum Überschwang neigen und sich und ihre neue Situation übertrieben wichtig nehmen.

Auf einer noch nicht lange zurückliegenden Fachtagung, an der etwa siebzig Personen teilnahmen, sollten die einzelnen Teilnehmer sich zu Beginn selbst vorstellen. Als eine gute Freundin von uns an der Reihe war, nannte sie nicht etwa ihren Namen, sondern legte die Hände unter ihr gerundetes Bäuchlein und verkündete strahlend: »Ich bin schwanger!«

Selbstwahrnehmung

In dieser Zeit leben Sie vermutlich Ihr stereotypes Verständnis der Rolle aus, in die Sie gerade hineinwachsen. Wer frisch geschieden ist, fängt an, all das zu tun, was Geschiedene seiner Ansicht nach tun, und verfällt dabei zunächst einmal höchstwahrscheinlich ins Extrem. Wer eine neue Arbeitsstelle antritt, kleidet und verhält sich rollenkonform. Wer gerade seine Ausbildung zum Ingenieur oder Flugbegleiter abgeschlossen hat, wird auch privat die entsprechende Uniform tragen, den üblichen Fachjargon benutzen und so viel Zeit wie möglich mit Kollegen verbringen – Verhaltensmuster, die durchweg helfen, sich im neuen Berufsalltag einzuleben.

All das sind wichtige Stationen auf dem Weg durch die Stimmungskurve des Übergangs. Sie halten davon ab, darüber nachzugrübeln, wie es uns wohl in der neuen Situation gehen wird, indem Sie uns einfach zum Handeln zwingen. Daraus kann durchaus eine vergnügte, spielerische Zeit werden, denn die schmerzlichen Erinnerungen haben nun ihren Platz in der Vergangenheit, während unser neues Selbst fest im Heute verankert ist. Dennoch wird uns ab und zu die Erinnerung an das, was gewesen ist, einholen. Es braucht Zeit, bis man ganz im Neuen angekommen ist.

Verankerung im Heute

Charakteristisch für diese Stufe ist nicht zuletzt, dass die meisten der Betroffenen stärker aus sich herausgehen, als es ihrer sonstigen Art entspricht. Die einen legen besonderen Wert darauf, anerkannt zu werden, andere möchten unbedingt ihre Fähigkeiten und Kompetenz unter Beweis stellen. Manche stürzen sich in einen geradezu fanatischen Aktivismus, andere schließen sich bestimmten Gruppen an in dem Bedürfnis, irgendwo dazuzugehören.

Sich Unterstützung holen

Die zentrale Aufgabe in diesem aufregenden Stadium ist, all das, was Sie sich von diesem Übergang erhoffen, fest im Blick zu behalten und beharrlich, Schritt für Schritt, auf Ihr Ziel zuzugehen. Am Anfang kommt es vor allem darauf an, kleine Erfolge zu erzielen, um Selbstvertrauen zu gewinnen – jedes Versagen durch ein zu hohes Risiko kann Sie wieder ein ganzes Stück zurückwerfen.

Gewinn aus jedem Schritt ziehen

Von großer Bedeutung sind in dieser Phase Personen, die eine Mentorenrolle übernehmen und Ihnen helfen, sich über die Ihnen offen stehenden Alternativen klar zu werden, Ihnen aber auch immer wieder kritisch Rückmeldung geben, so dass Sie den größtmöglichen inneren Gewinn aus jedem Ihrer Schritte ziehen. Sehr nützlich ist dafür auch das Führen eines Tagebuchs, das Sie von Zeit zu Zeit durchlesen sollten.

Die meisten Menschen brauchen in dieser Zeit ständig Ermutigung und die Bestätigung, dass sie auf dem richtigen Weg sind. Viele stellen fest, dass sie besonders davon profitieren, wenn sie alles Mögliche ausprobieren und ihre Umgebung auffordern, ihnen Feedback zu ihrem Verhalten zu geben.

Suche nach Gleichgesinnten

In der Regel will man jetzt viel Zeit mit Personen verbringen, die die gleichen Interessen haben und die gleiche Sprache sprechen. So kommt es häufig vor, dass frisch Geschiedene kaum noch gemeinsame Themen mit ihren verheirateten Freunden haben und sich stattdessen lieber mit anderen Singles treffen. Auch Verwitwete finden sich meistens mit anderen zusammen, die in der gleichen Situation sind. Wenn Sie an einer neuen Arbeitsstelle angefangen haben, werden Sie wahrscheinlich bei Ihren neuen Kollegen Austausch und Unterstützung suchen und den Kontakt zu ehemaligen Mitarbeitern eher unbefriedigend finden.

Kraftquellen

Beim Ausloten Ihrer Grenzen und der Rahmenbedingungen der neuen Situation werden Sie herausfinden, was zu dem von Ihnen gewünschten Ergebnis führt. Danach können Sie zielgerichtet handeln.

Eigene Qualitäten entdecken

Die folgende Übung kann Ihnen helfen, eine klarere Vorstellung davon zu bekommen, welche Ihrer Qualitäten sich in der Vergangenheit als nützlich erwiesen haben, sei es bei der Arbeit, in der Partnerschaft, in einer Ausbildung oder im Alltag. Jeder Mensch kann ganz spezifische persönliche Eigenschaften an sich ausmachen, denen er seine Erfolge weitgehend verdankt. Die Übung hilft Ihnen also, Ihre eigenen Erfolgsqualitäten zu erkennen.

Erinnerung an Erfolge als Hilfe

Denken Sie an drei Gelegenheiten, bei denen Sie wirklich mit sich zufrieden waren, bei denen Sie stolz waren, dass Sie etwas geschafft haben. Das kann in Ihrer Schulzeit gewesen sein: Vielleicht haben Sie einer Schulmannschaft angehört, eine Prüfung bestanden, eine große Rolle in einer Schulaufführung gespielt … Es können Episoden aus Ihrem Berufsleben sein, etwa der Abschluss eines wichtigen Projekts oder eine Beförderung. Oder es können Vorfälle aus dem privaten Bereich sein: die gelungene Gestaltung einer Geburtstagsfeier, die Bewältigung eines Umzugs, das Finden des idealen Partners …
Wählen Sie drei Situationen, die echte Erfolgserlebnisse für Sie darstellen. Sie brauchen nicht jüngeren Datums zu sein, aber Sie müssen ihnen noch so gegenwärtig sein, dass Sie detailliert schildern können, was am Anfang, in der Mitte und am Ende geschah.
Schildern Sie die drei Erfahrungen schriftlich so bis ins Einzelne, dass auch jemand anderes problemlos Ihre Notizen verstehen könnte.
Lesen Sie danach die Geschichten noch einmal durch. Achten Sie dabei auf persönliche Eigenschaften und Merkmale, die in allen drei Episoden vorkommen und notieren sie diese wiederum. Vielleicht kann ein Freund Ihnen bei der Auswertung helfen. Jeder von uns besitzt einzigartige Eigenschaften und Qualitäten, die immer dann in Erscheinung treten, wenn wir ein Erfolgserlebnis haben.

Wahrnehmen der Einzigartigkeit

Verschiedene Qualitäten

Vielleicht haben Sie in allen Fällen die Planung übernommen oder das Endziel nie aus den Augen verloren; vielleicht haben Sie sich jedes Mal durch Abenteuerlust und Risikobereitschaft ausgezeichnet, haben kreative Lösungen gefunden oder vielleicht waren immer Sie es, der den Überblick behalten hat.

> Nachdem Sie diese Eigenschaften nun kennen, können Sie sie bewusst einsetzen, wenn Sie einen Neuanfang machen. Tun Sie es nicht, wird das Ergebnis möglicherweise nicht ganz so ausfallen, wie Sie erwartet haben.

Schlüsseleigenschaften

Nehmen Sie sich einen Moment Zeit und unterstreichen Sie in Ihren Ausführungen diejenigen Schlüsseleigenschaften, die in Ihrer neuen Situation bereits zum Tragen kommen. Dann notieren Sie, welche Ihrer Qualitäten Ihnen noch von Nutzen sein könnten, um sie dann auch gleich bewusst zu mobilisieren. Wenn Sie zum Beispiel feststellen, dass Sie in Ihren Fallgeschichten durchgängig ein Gefühl für das große Ganze bewiesen haben und dieser gute Überblick sich auch in Ihrer jetzigen Situation bemerkbar macht, dann nehmen Sie sich jeden Morgen einen Augenblick Zeit, sich auf diese Qualität zu konzentrieren, um sie in Ihr Handeln einfließen zu lassen.

Positive Eigenschaften bewusst einsetzen

Überlegen Sie, wie Sie die positiven Eigenschaften, die in der neuen Situation noch keinen Platz haben, ins Spiel bringen können. Wenn Sie zum Beispiel gemerkt haben, dass Sie im Grunde ›abenteuerlustig‹ sind, in Ihrem momentanen Veränderungsprozess aber eine Menge stumpfsinnige Schinderei gefordert ist, können Sie vielleicht einen Teil Ihrer Kraft in ein ›Abenteuerprojekt‹ investieren.

Sobald Sie sich Ihrer Qualitäten bewusst geworden sind, werden Sie sehr viel mehr Gelegenheiten erkennen, bei denen Sie sie einsetzen können. Vielleicht erinnern Sie sich, dass es Ihnen in anderen Zusammenhängen schon ebenso ging, wenn irgendetwas verstärkt in Ihr Bewusstsein getreten ist – ein Ort, ein bestimmtes Ereignis … Plötzlich stellten Sie fest, dass genau dieses Thema oder dieser Gegenstand in aller Munde war, dass in der Presse darüber berichtet wurde oder dass Sie es auf einmal viel häufiger wahrnahmen als vorher. Sobald wir uns einer Sache bewusst geworden sind, sind wir sehr viel empfänglicher dafür, wann und wo sie in unserer Umwelt auftaucht. Das Gleiche gilt für Ihre Erfolgsqualitäten: Je stärker Sie sich ihrer bewusst sind, desto problemloser werden Sie sie in Ihr Handeln einbeziehen können.

Entspannung stellt sich ein

Wenn sich dann ganz allmählich ein Gefühl der Entspannung einstellt, spüren Sie, dass Sie sich dem Ende der fünften Stufe, der Phase des sich steigernden Selbswertgefühls, nähern. Jetzt können Sie sich zurücklehnen und zum ersten Mal über den Übergang, den Sie durchmachen, nachdenken. Alles, was Ihnen hilft, den Blick zu weiten und Ihr Verständnis zu vertiefen, wird Sie an diesem Punkt weiterbringen.

Anstöße in Büchern finden

Dazu gehören zum Beispiel Bücher, die von Veränderungsprozessen wie dem Ihren handeln. Viele Menschen lesen in dieser Phase gern Erfahrungsberichte anderer Menschen in ähnlichen Übergangssituationen. Auf den früheren Stufen wäre es Ihnen noch nicht möglich gewesen, sich auf ein Buch zu konzentrieren, weil Sie ihre ganze Kraft zum Überleben brauchten.

Fragen	**Affirmationsvorschläge**
Bin ich wirklich beliebt und geachtet?	Ich bin beliebt und geachtet.
Gebe ich wirklich mein Bestes?	Ich bin auf dem Weg. Ich baue an meiner Zukunft.
Mache ich jetzt das, was ich wirklich will?	Ich mache das, was in diesem Augenblick das Richtige für mich ist.
Gewinne ich Respekt?	Ich leiste einen Beitrag, der Respekt verdient.

Ihre Chance für inneres Wachstum: Stärkung des Selbstvertrauens und Sammeln von Erfahrungen in der neuen Welt.

Persönliche Anmerkungen zu Stufe 5

- Erinnern Sie sich an kleinere oder größere Veränderungen, die Sie schon durchlaufen haben. Wie haben Sie in diesen Situationen Ihre Grenzen ausgetestet? Wissen Sie noch, was sich dabei bewährt hat und was sich als ungeeignet erwies?
- Welche Verhaltensweisen müssen Sie verstärken, welche abbauen, um weiterzukommen?
- Denken Sie an die Unterstützung, die Sie zurzeit bekommen: Wer kann Ihnen jetzt am besten helfen? Wer hat Ihnen Alternativen aufgezeigt, wer hat Ihnen gesagt, dass Sie über das Ziel hinausschießen, wer hat Ihnen Mut gemacht und wer hat gern etwas Schönes mit Ihnen unternommen?

Bereit für Stufe 6?

Klarheit beginnt sich abzuzeichnen

Haben Sie das Bedürfnis, in Ruhe über alles nachzudenken, was geschehen ist? Jetzt werden Sie das Gefühl haben, dass sich alles nach und nach wie von selbst regelt. Sie möchten verstehen, was diese Erfahrung für Sie bedeutet und was Sie daraus lernen können. Daraus ergibt sich ganz von selbst die Notwendigkeit der nächsten Stufe.

Sechste Stufe: Sinnsuche

Ordnung und Stabilität

Nach all den Phasen der Verwirrung und Unsicherheit verspüren Sie ein wachsendes Bedürfnis nach Ordnung und Stabilität. Sie möchten in Ruhe über das Geschehene, über die Zeit des Übergangs, nachdenken.

Richard Bach schreibt in seinem Buch *Illusionen,* dass in jedem Problem auch ein Geschenk für uns verborgen sei. Jetzt ist die Zeit gekommen, einen Gang zurückzuschalten, aus der emotionalen Achterbahn auszusteigen und – vielleicht auf einer eher spirituellen Ebene – ein tieferes Verständnis dafür zu gewinnen, was die Veränderung und die mit ihr einher gehenden Erfahrungen für das eigene Leben bedeuten. Und es ist Zeit, ein neues Verständnis für sich selbst, die eigene Rolle, das Dasein überhaupt zu entwickeln.

Neues Selbstverständnis entwickeln

> Solange ich, trotz aller bisher gegangenen Schritte, mich immer noch frage, warum es denn »ausgerechnet mich« treffen musste, warum ausgerechnet ich meine Stelle verlieren oder vom Partner verlassen werden musste etc., werde ich nicht weiterkommen bei dem Versuch, die Krise hinter mir zu lassen. Stellen Sie sich die Frage, wozu genau diese Situation für Sie gut gewesen sein mag – erst dann können Sie Frieden schließen und im nächsten Schritt *(Integration)* aus dem Erfahrenen wirklich etwas Sinnvolles für Ihr Leben gewinnen.

Den Sinn der Krise suchen

Den meisten Menschen fällt es zunächst schwer, in diesem Stadium das Tempo zu drosseln und darüber nachzudenken, wo sie einst standen, wo sie sich jetzt befinden und wo sie noch hin wollen. Nun gilt es, die Perlen der Weisheit zu sammeln und zu ordnen, die wir auf der Reise fanden; es gilt, die Schätze zusammenzutragen und die Belohnung in Empfang zu nehmen, die jeder gut bewältigte Lebensumbruch für uns bereithält. Es ist die Ruhe nach dem Sturm, eine Zeit des Heilwerdens nach der Ver Rücktheit in den Phasen des Haderns und Zweifelns.

In dieser Phase möchten wir begreifen, was mit uns geschehen ist und warum es geschah und die Ernte aus den gemachten Erfahrungen einfahren. Diese Sinnsuche hilft uns herauszufinden, was wir aus dem Übergang für die Zukunft lernen können und zugleich ein klareres Bild dieser Zukunft zu entwerfen.

Ein klares Bild der Zukunft entwerfen

Gefühle

Wahrscheinlich verspüren Sie ein Gefühl inneren Friedens und denken nur noch gelegentlich an die dunklen Tage zurück. Die meisten Menschen haben auf dieser Stufe das Empfinden, nun sei

Positive Seiten der Krise entdecken

alles in Ordnung und es gehe ihnen wieder gut. Sie fangen an zu erkennen, dass die gemachten Erfahrungen auch ihre positiven Seiten hatten. Sie sind an Weisheit und persönlicher Stärke gewachsen, sie haben festere Wurzeln ausgebildet und sind nun wieder selber Meister ihres Lebens.

In dem Maße, in dem Ihr Wunsch nach Begreifen zunimmt, wächst möglicherweise auch wieder Ihr Interesse an der Außenwelt unter einem ganz bestimmten Aspekt. Sie möchten herausfinden, wie weit das, was Sie gelernt haben und was aus Ihnen geworden ist, Ihr Verhältnis zur Welt verändert hat. Eventuell haben Sie auch das Bedürfnis, mit jemandem Kontakt aufzunehmen, der Ihnen dabei helfen kann, sich über Ihre nächsten Schritte klar zu werden.

> Jetzt ist die Zeit gekommen, das Schneckenhaus zu verlassen und die neuen Erfahrungen in der Welt zu erproben.

Aktivismus kann wieder gebremst werden

Charakteristisch für die Anfangszeit dieser Stufe ist die Tendenz, den Aktivismus der fünften Stufe wieder etwas zurückzuschrauben und mehr Zeit mit sich selbst zu verbringen, um nach Antworten auf Sinnfragen zu suchen.

Den Blick für das große Ganze gewinnen

Bei dieser Sinnsuche scheint der ganze Umbruch in vielerlei Hinsicht zum ersten Mal einen Sinn zu bekommen, denn erst jetzt sind Sie fähig, das große Ganze zu sehen. Obwohl Ihr Blick nach innen gerichtet ist, empfinden Sie sich wahrscheinlich zutiefst als Teil der ganzen Menschheit. Der Begriff *allein* ist nicht mehr gleichbedeutend mit *einsam*, sondern eher mit *Eins-Sein mit Allem*. Das Gefühl der Vereinzelung, unter dem Sie auf der Stufe des *Abgrunds* so bitter gelitten haben, wird jetzt allenfalls noch für die physische Ebene akzeptiert.

Auf dieser Stufe verspüren Sie wahrscheinlich auch das Bedürfnis, anderen in der gleichen Situation beizustehen. Häufig möchte man jetzt etwas von den Einsichten weitergeben, die man auf der Reise durch die Veränderung gewonnen hat. Ehemalige Alkoholiker, die sich von ihrer Sucht befreit haben, helfen anderen; wer eine Scheidung hinter sich hat, widmet seine Zeit Menschen, die noch

Unterstützung anderer

mitten im Scheidungsprozess stecken; wer einen Berufswechsel bewältigt hat, unterstützt andere bei einer beruflichen Veränderung; der Rentner ermutigt andere Ruheständler, das Beste aus der neu gewonnenen Freiheit zu machen und hilft ihnen damit, auf die andere Seite der Kurve zu gelangen.

Angela hatte Krebs und musste lernen, mit ihrer Krankheit zu leben. Trotz der Unterstützung durch Selbsthilfegruppen fiel es ihr sehr schwer, die lebensbedrohliche Krankheit zu akzeptieren. Auf dem Weg durch die ›Pendelperiode‹ des Übergangsprozesses durchlebte sie mehrere Monate wechselnder Hochs und Tiefs.
Als sie zu begreifen begann, was ihre Krankheit wirklich für sie bedeutete, wurde ihr klar, dass sie anderen helfen wollte. Sie widmete ihre Zeit Menschen, die gerade erst mit der Diagnose Krebs konfrontiert worden waren, tröstete sie und war da, wenn sie sie brauchten. Ihrer eigenen Aussage nach gab ihr diese Tätigkeit einen völlig neuen Lebensinhalt.

Kreatives Potenzial entdecken

Manche Menschen schreiben Bücher, Dramen, Gedichte oder Musik über ihre Reise und helfen so ihren Mitmenschen bei ähnlichen Anpassungsleistungen. Es ist ein wunderbares Gefühl, den Übergang fast bewältigt zu haben und im Nachhinein zu entdecken, was wirklich geschah! Sie müssen gar keinen Bestseller schreiben – führen Sie einfach nur Tagebuch über ihre Erfahrungen und Empfindungen.

> Für viele Menschen wird diese Stufe zum Anlass, dem tieferen Sinn ihres Lebens, ihrer Beziehungen zu anderen und ihrer Arbeit nachzuspüren.

Sich Unterstützung holen

Sich ruhig hinsetzen und meditieren, einen Sonnenauf- oder -untergang betrachten oder einfach nur Musik hören – das kann uns auf dieser Stufe helfen. Manchen Menschen fällt genau dies schwer, weil in unserer Gesellschaft so großer Wert darauf gelegt wird, dass wir ständig etwas unternehmen und aktiv sind – und man sich fast schuldig fühlt, wenn man einfach nur still für sich dasitzt.

Verschiedene Wege, Kraft zu finden

Wenn es Ihnen auch so geht und Sie einen Grund brauchen, um sich Zeit für sich selbst einzuräumen, dann sagen Sie sich einfach, dass Sie nach diesen wenigen Augenblicken der Muße wieder sehr viel besser ›funktionieren‹ werden. Wenn es Ihnen wirklich unmöglich ist, einfach nur dazusitzen und nichts zu tun, gehen Sie hinaus in die Natur. Sie können einen Spaziergang machen, an den Strand oder in einen Stadtpark gehen, angeln, Boot fahren oder einen Radausflug machen. Nutzen Sie die dabei entstehende stille Zeit, um über sich selbst und Ihr Leben nachzudenken.

Für den, der auf der Suche ist nach tieferer Erkenntnis und nach einem tieferen Sinn in seinem Leben, empfiehlt es sich grundsätzlich, hinauszugehen in die Natur, weg von Beton und Blechlawinen. Viele Menschen müssen erst einen einschneidenden Lebensumbruch erfahren, um wieder in Kontakt mit sich selbst zu kommen und herauszufinden, was ihnen das Leben eigentlich bedeutet.

Auch jetzt sollten Sie weiterhin Tagebuch führen und Ihre Gedanken und Gefühle festhalten, denn so bleiben Sie am engsten mit dem seelischen Prozess, der sich in Ihnen vollzieht, in Fühlung. Vielleicht werden Sie diese Gewohnheit sogar beibehalten, nachdem der Übergang abgeschlossen ist.

Kraftquellen

Vielleicht werden Sie jetzt bestimmte Seminare oder Workshops besuchen, in denen Sie neue Fähigkeiten erwerben oder auch andere an Ihren Erfahrungen teilhaben lassen können. Sie sind jetzt auch wieder offener für neue Freundschaften, die Sie auf dem einmal eingeschlagenen Weg begleiten und fördern können.

Manche Menschen entdecken in dieser Phase alte Hobbys wieder oder fangen mit etwas an, was Sie schon immer gern tun wollten. Oder sie frischen alte Freundschaften wieder auf – kurz, sie fühlen sich wie neugeboren und möchten endlich wieder ›spielen‹ – das Leben auch wieder einmal von der leichteren Seite nehmen.

Auf dem Weg zur inneren Ruhe

In jedem Fall dürfen Sie gewiss sein, dass Sie auf dem Weg zur nächsten Stufe, der Stufe der Integration, immer mehr innerlich zur Ruhe kommen werden.

Fragen	**Affirmationsvorschläge**
Warum musste ich durch eine so schwere Zeit gehen?	Ich hatte etwas Wichtiges zu lernen und zu verstehen.
Kann ich etwas bewirken?	Was ich zu geben habe, ist wertvoll.
Werde ich in der gegebenen Zeit genügend lernen können?	Ich habe ausreichend Zeit und ich lerne.
Was will ich als Nächstes tun?	Ich werde finden, wonach ich suche.
Gehöre ich hier wirklich hin?	Ich bin geachtet und ich gehöre hier her.

Ihre Chance für inneres Wachstum: Verstehen lernen, wie Veränderungen und Übergangserfahrungen uns helfen, innerlich reifer zu werden und uns den eigentlichen Sinn unseres Lebens bewusst zu machen.

Persönliche Anmerkungen zu Stufe 6

- Überlegen Sie, wie Sie diesen Übergang bewältigt haben, und finden Sie heraus, welche Eigenschaften Sie dabei an sich schätzen gelernt haben.
- Was ist Ihnen so viel wert, dass Sie sich dafür einsetzen würden?
- Gibt es irgendetwas, das Sie heute an der Vision, die Sie auf der Stufe des *Loslassens* entworfen haben, verändern würden? Oder fällt Ihnen etwas ein, das Sie gern hinzufügen möchten?
- Was können Sie jetzt tun, um Ihre Vision Wirklichkeit werden zu lassen?

Vision und Wirklichkeit

Machen Sie sich eine Liste der konkreten Schritte, die Sie zum Verwirklichen Ihrer Visionen unternehmen wollen und denken Sie dabei auch an die Gewohnheiten, die Sie ändern oder entwickeln möchten. Womit können Sie noch heute anfangen?

Bereit für Stufe 7?

Konzentration auf Gegenwart und Zukunft

Wenn Sie das Gefühl haben, wirklich begriffen zu haben, was Sie erlebt haben, wenn Sie mit anderen darüber reden konnten und wenn Ihnen bewusst geworden ist, was dieser Prozess für Ihr Leben bedeutet, dann sind Sie zum letzten Schritt bereit. Sie werden ein zunehmendes Gefühl des inneren Friedens und der Ruhe spüren und sich immer mehr auf die Gegenwart und die Zukunft konzentrieren.

Siebte Stufe: Integration

Akzeptieren des Geschehenen

Wenn Sie erst einmal angefangen haben, wieder am Leben teilzunehmen, wird Ihnen mehr und mehr bewusst werden, dass das, was Ihnen widerfahren ist, einen tiefen Sinn hatte und dass die Veränderung mit dazu beigetragen hat, Sie innerlich und äußerlich dahin zu bringen, wo Sie heute stehen. Der Begriff ›Integration‹ meint im Grunde das endgültige ›Loslassen‹, das vorbehaltlose Akzeptieren des Geschehenen im Weiterschreiten auf dem Lebensweg.

> Von jetzt an werden Sie den Übergang als etwas betrachten, das hinter Ihnen liegt. Er beherrscht Ihre Gedanken und Gefühle nicht mehr, sondern ist ein Bestandteil Ihrer Lebenserfahrung geworden.

Diese Stufe ist entscheidend für den ganzen Übergangsprozess, weil sie Gelegenheit zu einer Gesamtschau und zum Abschluss eines bestimmten Lebensabschnitts gibt. Beim Nachdenken über das auf der Stufe der Sinnsuche Gelernte werden Sie erkennen, wie sehr Sie all das, was Sie auf dem Weg durch die Krise für sich entdeckt haben, jetzt und in Zukunft brauchen können. Die Integration der gemachten Erfahrungen wird Sie stärker machen, Ihre Erlebnisfähigkeit steigern und Sie befähigen, wirklich im Hier und Jetzt zu leben. Nun ist es Zeit auszuruhen und das Leben zu genießen. Zwar ist diese Stufe in mehrfacher Hinsicht die letzte des Übergangsprozesses, doch markiert sie ja zugleich auch die Grenze zum nächsten Übergang!

Steigerung der verschiedensten Fähigkeiten

Gefühle

Sie haben nun nicht mehr wie auf fast allen früheren Stufen das Gefühl, mit widerstrebenden Teilen Ihrer Persönlichkeit kämpfen zu müssen. Sie denken nicht mehr so häufig über das Geschehene nach; es beschäftigt Sie nicht mehr so drängend. Nachdem Sie erst einmal erkannt haben, dass sich jeder Augenblick des Veränderungsprozesses gelohnt hat – auch wenn es zeitweise ganz und gar nicht so aussah –, können Tage und Wochen verstreichen, ohne dass Sie auch nur ein einziges Mal an das Erlebte denken.

An die Stelle der Unsicherheit, die die jüngste Vergangenheit bestimmt hat, ist nun im besten Fall ein Gefühl des Friedens und der Sinnhaftigkeit getreten. Sie möchten weiterleben, wollen in die Welt hinaustreten und etwas bewirken – wenn auch vielleicht auf eine völlig andere Weise als vor dem Übergang. Sie fühlen sich reifer und sind aufgeschlossen für alles, was die Zukunft bringen mag. Gleichgewicht und innere Harmonie haben sich eingestellt – wie schon an früheren Punkten des Übergangs vorübergehend zu erahnen war. Jetzt bleibt diese Stimmung jedoch für längere Zeit und durchstrahlt den Alltag.

Frieden und Sinnhaftigkeit stellen sich ein

Man hat größeres Selbstvertrauen entwickelt, kann die Gesellschaft anderer wieder schätzen – und von den eigenen Erfahrungen erzählen, wenn man das Gefühl hat, es könnte dem Gegenüber helfen. Wenn die einschneidende Veränderung in Ihrem Leben eine Heirat war, werden Sie sich nun vorbehaltlos an der Gemeinschaft mit Ihrem Partner freuen; wer geschieden wurde, wird die neue Selbstständigkeit genießen oder auch eine neue Beziehung eingehen; wer die Arbeitsstelle gewechselt hat, fühlt sich der neuen

Aufgabe nun gewachsen; der Ruheständler ist nicht mehr ratlos, was er mit seiner Freizeit anfangen soll, ja er wird wahrscheinlich gar nicht mehr verstehen können, wie er jemals Zeit hatte, arbeiten zu gehen; selbst wer einen nahe stehenden Menschen verloren hat, wird voller Liebe an die Zeit mit ihm zurückdenken und doch wieder ganz in der Gegenwart leben können.

Leben in der Gegenwart

Jan und Susanne hatten beide innerhalb von zwei Monaten ihren jeweils einzigen noch lebenden Elternteil verloren (er seine Mutter, sie ihren Vater). Beide taten sich sehr schwer damit, den Verlust und seine Folgeerscheinungen (wie den Verkauf des elterlichen Hauses) zu verkraften. »Es waren zwei schlimme Jahre, aber wir haben in dieser Zeit viel über uns selbst und voneinander erfahren. Wir fühlen uns jetzt beide reifer. Gleichzeitig sind wir lockerer, spielerischer geworden und sind in der Lage, das Leben nicht immer gar so ernst zu nehmen. Wir vermissen die Verstorbenen, aber wir können auch wieder nach vorn schauen. Vor kurzem haben wir uns sogar entschlossen, dieses Jahr vier Wochen Urlaub zu machen und einfach durchs Land zu reisen, aus dem Gefühl heraus, dass wir uns das verdient haben.«

Abschluss des Übergangs …

In diesem Stadium müssen wir lernen, den Übergang als abgeschlossen zu betrachten. Das heißt jedoch nicht, der Illusion zu verfallen, dass die Dinge von nun an für immer Bestand haben werden. Es mag eine Zeit lang so sein, weil die Natur in der Regel darauf achtet, dass nicht zu viel gleichzeitig passiert. Wenn Sie jedoch weiterhin innerlich wachsen wollen, ist es angebracht, sich von vornherein darauf einzustellen, dass auch diese Stufe nur eine Phase ist. Sie ist wichtig für den Abschluss des gegenwärtigen Übergangsprozesses, und doch ist sie höchstwahrscheinlich nur die Atempause vor dem nächsten großen Übergang. Das bedeutet freilich nicht, dass Sie sich nun selbst aufmachen und bewusst eine neue Veränderung in Gang bringen sollten. Ruhen Sie sich aus und genießen Sie das Gefühl der Erfüllung und des Angekommenseins. Es kann zwei oder drei Jahre dauern, bis sich das unabweisbare Gefühl einstellt, eine neue Reise antreten zu müssen. Im Augenblick gibt es in der neuen Situation noch genügend zu tun.

… und Vorbereitung auf den nächsten

Das Entdecken geht weiter

> Das Lernen besteht auf dieser Stufe aus einer Reihe neuer Entdeckungen, kleinerer und größerer, aber nur sehr selten schmerzlicher. Es ist wie die Saat, die den Winter überstanden hat und nun anwächst, ans Licht durchbricht und aufblüht. Jetzt ist die Zeit, den Sonnenschein zu genießen, den Bienen beim Honigsammeln zuzusehen und zu lernen, wie man sich auch an nassen und stürmischen Tagen seine innere Heiterkeit bewahrt.

Auf der emotionalen Ebene sind Sie nun mit sich im Reinen, haben Ihr Leben wieder im Griff und keine Angst mehr, Freude und Trauer in Ihrem Leben kommen und gehen zu lassen. Sie wissen um den Wert Ihrer Gefühle und haben erkannt, dass sie Ihnen helfen, jeden Augenblick voll auszukosten; jede Stimmung hat ihre ganz konkrete Aufgabe und innere Berechtigung.

Sich Unterstützung holen

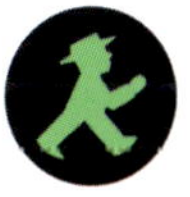

Jetzt ist es an der Zeit, bereits bestehende Beziehungen zu vertiefen und neue aufzubauen. Es ist Zeit, sich auszuruhen und jeden Tag zu nehmen, wie er kommt.

Die Menschen um Sie herum sind Ihnen weiterhin wertvolle Helfer, doch Sie werden feststellen, dass Sie sie für Ihr Selbstwertgefühl nicht mehr nötig haben. Sie können sie um ihrer selbst willen mögen oder ihre Gesellschaft genießen, unabhängig davon, ob sie die Welt mit denselben Augen betrachten wie Sie. Sie sind spürbar selbstsicherer geworden und ruhen stärker in sich selbst.

Neue Unabhängigkeit – neue Herausforderungen

Neuen Herausforderungen sehen Sie offen und neugierig entgegen. Die anderen werden Ihnen zur Inspirationsquelle, und Sie können ihnen jetzt, da Ihre inneren Dialoge abgeschlossen sind, wieder sehr viel konzentrierter zuhören.

Bestimmt tut es Ihnen gut, weiterhin sportliche oder meditative Übungen in Ihren Alltag einzubauen. Sie sollten aber auch Ihrer spielerischen Seite bewusst Raum geben. Sie haben ein großes Abenteuer bestanden und Narben daraus zurückbehalten. Doch die Narben sind nun verheilt, und Sie verspüren einen gewissen Stolz auf Ihre Leistung.

Chris, Vater zweier Kinder, erlitt mit dreiundvierzig einen schweren Herzanfall. Anfangs konnte er nicht fassen, was ihm widerfahren war, und hielt alles für einen furchtbaren Albtraum. Dann wurde er wütend und rang mit der Frage: »Warum ich?« Andere waren doch viel übergewichtiger als er und rauchten mindestens genau so viel!

Als er merkte, wie stark sich sein Leben durch die Krankheit verändern würde, haderte er erst mit dem Schicksal und fragte sich, ob sein Leben so überhaupt noch lebenswert sei. Doch nach einer Weile fing er an, seine bisherigen Prioritäten und einige zentrale Lebensanschauungen zu hinterfragen, und innerhalb weniger Monate war er fähig, die Umstellung nicht nur zu bewältigen, sondern auch positive Seiten an seiner neuen Welt zu erkennen.

Sinnvoller Umgang mit Krankheit

Er besorgte sich die entsprechende Lektüre, lernte Kochen und fing an, jeden Tag mehrere Kilometer zu walken. Ihm war bewusst geworden, welches Glück er gehabt hatte und dass er eine ›zweite Chance‹ bekommen hatte.

»Ich sehe die Dinge jetzt nicht mehr als selbstverständlich an; der Sonnenaufgang und der Sonnenuntergang, der Wechsel der Jahreszeiten sind Wunder für mich. Ich habe einen ganz neuen Sinn in meinem Leben gefunden und bin nicht mehr gehetzt von dem Wunsch nach gesellschaftlichem Aufstieg. Ich habe kaum mitbekommen, wie meine Kinder heranwuchsen, deshalb mache ich jetzt früh Feierabend, und meine Wochenenden gehören ganz meiner Familie. Jeder Tag bringt neue Erfahrungen; ich bin dankbar, dass ich mein Leben so in Ordnung bringen durfte, bevor es zu spät war. Interessanterweise bin ich im Beruf besser geworden; ich scheine in kürzerer Zeit mehr erledigen zu können als früher. Ich weiß nicht, was die Zukunft für mich bereithält, aber ich weiß, dass ich mit fünfzig gesünder sein werde, als ich es mit vierzig war. Wahrscheinlich bin ich es jetzt schon, anderthalb Jahre später. Ich glaube, ich habe nochmal Glück gehabt. Ich bin gerade noch rechtzeitig aufgeweckt worden.«

Zeichen erkennen

Kraftquellen

Jetzt können Sie alles, was Sie auf dem Weg durch die sieben Stufen des Übergangs gelernt haben, noch einmal Revue passieren lassen und überlegen, welche Bedeutung es in Zukunft für Sie hat.

Belohnungen

- Was waren die größten Belohnungen, die die Veränderung für Sie bereithielt? Größere Verantwortung? Ein stärkeres Bewusstsein Ihrer selbst? Größere persönliche Freiheit?
- Welche der Möglichkeiten, die der Übergang Ihnen eröffnet hat, nutzen Sie?
- Wenn ein guter Freund oder Verwandter Sie mehrere Jahre nicht gesehen hätte und jetzt träfe, was würde er sagen? »Du hast dich verändert, du bist so viel …«
- Nehmen Sie Buntstifte und zeichnen Sie Ihre Lebensreise in Worten, Bildern und Farben auf – wo standen Sie, wohin sind Sie jetzt unterwegs? Vielleicht gestalten Sie sogar ein Poster. Denken Sie dabei nicht über Ihre künstlerischen Fähigkeiten nach; Sie malen schließlich nur für sich; gönnen Sie sich die Freude!

Lebensreise aufzeichnen

Affirmationsvorschläge

Ich bin verantwortlich für die Entscheidungen, die ich treffe.
Ich habe Dinge gelernt, mit denen ich anderen helfen kann.
Ich bin bereit für die nächste Herausforderung
Ich bin da, wo ich sein muss.

Ihre Chance für inneres Wachstum: Erkennen der tieferen Bedeutung aller Dinge und des Mutes, den es braucht, um über die Grenzen des Sicheren und Vertrauten hinauszugelangen.

Neue Wege einschlagen

Bereit für …?

Verwurzelung in der Gegenwart – Blick in die Zukunft

Sie fühlen sich fest in der Gegenwart verwurzelt und haben ein klares Bild von Ihrem künftigen Weg. Die Zukunft sieht hell und freundlich aus; das Leben und der Gedanke an den Sinn Ihres Lebens erfüllen Sie mit freudiger Erwartung.

Sie spüren, dass es Zeit ist, Ihren Horizont zu erweitern und haben keine Angst mehr, Risiken einzugehen, denn Sie ruhen in sich selbst. Sie wissen, dass Sie sich auf dieser Stufe des Übergangs vor allem davor hüten müssen, selbstzufrieden zu werden und investieren Ihre Kraft und Energie weiterhin in Ihre Vision.

Wenn eine Zeit kommt, in der Sie das Gefühl des Stillstands haben und eine neue Herausforderung brauchen, werden Sie Entscheidungen über künftige Veränderungen treffen müssen. Jetzt aber nehmen Sie sich Zeit und freuen Sie sich daran, am Leben zu sein!

Häufig gestellte Fragen zum Stufenmodell des Veränderungsprozesses

Kann ich die dritte Stufe, den Abgrund, überspringen?

Dies ist wahrscheinlich eine der am häufigsten gestellten Fragen. Die Antwort lautet: »Ja, aber …« Wer den Abgrund ganz meidet, bleibt gewöhnlich im davor liegenden Stadium der Leugnung stecken. Wer dagegen versucht, die Phase des Verweilens im Abgrund nach einem entscheidenden Lebensumbruch abzukürzen, wird diese Stufe beim nächsten Übergang besonders schmerzlich erleben. Früher oder später muss sich jeder Mensch den Fragen nach dem Sinn des Lebens und nach der Schattenseite der menschlichen Natur stellen. Wenn es Ihnen wirklich gelingt, dieser unleugbar schwierigen Phase in einer Krisensituation aus dem Weg zu gehen, werden Sie sie in der nächsten Umbruchsituation, in der Sie sich befinden, mit doppelter Intensität erleben.

Ein Überspringen des Abgrunds rächt sich später

Wie im Kapitel ›Vom Schmerz der Wandlung‹ ausgeführt, ist diese Intensität zudem von einer Reihe von Faktoren abhängig: vom

Überraschungsfaktor, vom Lebensabschnitt, in dem Sie sich gerade befinden sowie von der Anzahl der Übergänge, die gleichzeitig bewältigt werden müssen. Für manche Menschen gestaltet sich die Stufe des Abgrunds relativ kurz, andere werden das hier Empfundene ihr Leben lang nicht vergessen. Versuchen Sie auf keinen Fall, diese Stufe auszulassen. Die Zweifel und Fragen, mit denen Sie sich in dieser Zeit auseinandersetzen, können einen großen Zugewinn an Weisheit und Selbstwertgefühl mit sich bringen.

Zweifel und Fragen müssen ausgehalten werden

Ist es möglich, die ganze Kurve in ein paar Tagen zu durchlaufen?

Das ist in der Tat möglich und kommt bei weniger wichtigen Übergängen auch vor. Es kann sogar sein, dass Sie sämtliche Stadien eines Übergangs innerhalb weniger Stunden erleben, zum Beispiel, wenn Sie Ihre Schlüssel im Auto einschließen, Ihre Brieftasche verlieren oder Ihr Gepäck auf dem Flughafen verloren geht!

Wenn Sie jedoch eine wirklich einschneidende Lebensveränderung bewältigen müssen, wird der Anpassungsprozess sehr viel länger dauern. Manche Klienten legen die ersten Etappen des Weges gleich in den ersten Tagen der Veränderung zurück, brauchen dann aber für die übrigen Stufen mehrere Monate.

Unterschiedlich lange Dauer der Stufen

Muss ich alle Stufen durchleben?

Es ist unwahrscheinlich, dass es Ihnen gelingt, eine der Stufen auszulassen; möglich ist allerdings, dass Sie die Stufen nicht in linearer Abfolge durchmachen. Denkbar ist auch, dass Sie eine bestimmte Stufe sehr intensiv erfahren, eine andere dagegen kaum bemerken. Auch dies hängt wieder von Ihren früheren Übergangserfahrungen sowie von den anderen im Kapitel ›Vom Schmerz der Wandlung‹ beschriebenen Faktoren ab.

Unterschiedliche Reihenfolge und Intensität

Womit kann ich mir den Weg durch die Krise erleichtern?

Der wahrscheinlich wertvollste Aktivposten, der Faktor, der Ihnen den Anpassungsprozess am stärksten erleichtern kann, ist ein gutes Netzwerk von Freunden – und der Mut, es zu nutzen. Viele Menschen versuchen, Verzweiflung und Schmerz allein zu bewältigen; solche Erfahrungen verlieren jedoch viel von ihrem Schrecken, wenn man dabei auf die Hilfe und Unterstützung eines guten Freundes zählen kann. Selbst stark introvertierte Menschen stellen häufig fest, dass die Gesellschaft von jemandem, der ihnen zuhört, Anteil nimmt und konkrete Hilfestellung gibt, die schwere Zeit leichter machen kann.

Hilfe durch Freunde

Auch die Sorge für die eigene Gesundheit hat großen Einfluss auf die Bewältigung eines Lebensumbruchs. Vor allem in der Phase des Abgrunds und des Loslassens sind regelmäßiger Sport oder Entspannungsübungen sowie gesunde Ernährung sehr wichtig.

Wie kann ich jemandem, der in der Stufe des Abgrunds gefangen ist, helfen?

Zuerst müssen Sie überlegen, ob der Betreffende wirklich ›feststeckt‹ oder sich nur besonders intensiv mit sich und der Krise auseinandersetzt (dabei kann Ihnen ein Blick in die Beschreibung im Kapitel ›Der Abgrund‹ helfen). Es gibt hier leider keine Patentrezepte; die Person wird erst dann weitergehen, wenn sie innerlich dazu bereit ist. Manche verharren eventuell mehrere Jahre im Abgrund.

Wenn jemand wirklich ›festsitzt‹ und auch nach mehreren Monaten nur die düstere Seite seiner Situation sieht, können Sie ihm die folgenden vier Fragen vorlegen:

4 Fragen zum ›Abgrund‹

- Welches ist das unmittelbare Problem und was kannst du im Augenblick tun, um es zu lösen?
- Was geschieht, wenn es so weitergeht?
- Gibt es eine andere Herangehensweise an das Problem?
- Wenn du einen Zauberstab hättest und dir die Wunsch-Zukunft schaffen könntest: Wie würdest du sie gestalten?

Die Fragen sollten in der genannten Reihenfolge gestellt werden. Auf diese Weise muss der Gefragte zunächst die bekannte und vertraute Situation genauer betrachten und wird dann behutsam zu einer kreativeren Sicht der Dinge hingeführt. Wundern Sie sich nicht, wenn die Antworten zunächst ein wenig konfus oder banal ausfallen. Entscheidend ist, die Fragen so zu stellen, dass der Betreffende anfängt, über Alternativen nachzudenken. Wenn es Ihnen gelingt, ihm in seiner Situation mit ganzer Aufmerksamkeit und echter Anteilnahme zuzuhören – dann werden Sie ihm eine große Hilfe sein.

Fragen richtig stellen

Was ist, wenn ich mehr als eine Übergangssituation gleichzeitig bewältigen muss?

Das ist häufig der Fall, da eine größere Veränderung im Leben meistens weitere Veränderungen nach sich zieht. Es ist nicht ungewöhnlich, dass Menschen mehrere Übergangsprozesse gleichzeitig bewältigen müssen und dabei das Gefühl haben, dass sie ein unauflösliches Durcheinander bilden. Sie können sich diese Zeit erleichtern, indem Sie für jeden einzelnen Übergang eine Kurve zeichnen und markieren, an welchem Punkt Sie sich im Augenblick befinden.

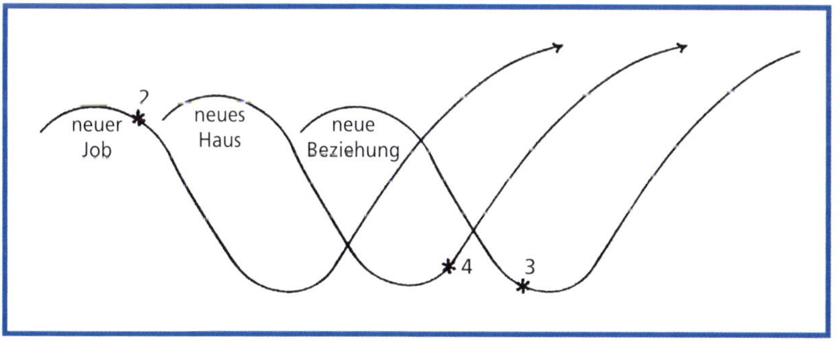

So können Sie zum Beispiel auf Stufe 2 *(Leugnung)* stehen, was den Wechsel zu einer neuen Arbeitsstelle betrifft; auf Stufe 4 *(Loslassen)*, was den Umzug und Ihre neue Wohngegend angeht; und ganz unten auf Stufe 3 *(Abgrund)* im Hinblick auf die neue Beziehung, die Sie erst vor kurzem eingegangen sind und die manchmal

Gleichzeitigkeit mehrerer Übergänge

die Frage in Ihnen aufkommen lässt, warum um alles in der Welt Sie sich diese Veränderung auch noch antun mussten!

Kann man sich bereits auf Stufe 4 oder 5 befinden und trotzdem noch auf Stufe 3 zurückfallen?

Das ist möglich und kommt gar nicht so selten vor. Deshalb sprachen wir in diesem Zusammenhang von einer Phase des Hin- und Herschwankens. Es ist nichts Außergewöhnliches, dass man, wenn man meint, endgültig sämtliche Drachen bezwungen zu haben, hinter der nächsten Ecke wieder vor einem neuen steht. Stufe 4 ist eine Zeit der Heilung und Vergebung. Wahrscheinlich stehen Sie dabei mit einem Fuß noch in der alten und mit dem anderen bereits in der neuen Welt. Sie sind entschlossen, auf die andere Seite hinüberzugehen, aber es gilt noch viel Trauerarbeit zu leisten und lose Enden zu verknüpfen. Sie haben viel Kraft in die Vergangenheit investiert, und diese Vergangenheit wird Sie nicht ohne Kampf loslassen.

Rückfälle sind möglich – und oft schmerzhaft

Selbst auf Stufe 5 können Sie gelegentlich noch einen Rückfall erleiden und sich im Abgrund wiederfinden. Das heißt jedoch nur, dass Sie noch ein wenig Arbeit vor sich haben, ehe Sie auf Ihrem Weg weitergehen können.

Woran soll ich denken, wenn ich im nächsten Übergang stecke?

Wir haben versucht, Ihnen in diesem Buch viele ganz unterschiedliche Anregungen zur Bewältigung einer Übergangserfahrung zu geben. Die beste Antwort auf diese Frage liegt wohl auf der philosophischen Ebene. Wer vor einem wichtigen Lebensumbruch steht, verliert oft den größeren – universalen – Lebenssinn aus den Augen. Das kann zum Gefühl der Hilflosigkeit und Verzweiflung und damit zum Verlust des Lebenswillens führen.

Den Blick für das große Ganze behalten

Wenn Sie an dem Glauben festhalten, dass das, was Ihnen zustößt, kein Zufall ist und einen Platz im Gesamtbild Ihres Lebens hat, werden Sie den größten Gewinn aus Ihren Erfahrungen ziehen. Schlüpfen Sie in die Rolle des ›Forschers und Abenteurers‹ und legen die des ›unschuldigen Opfers‹ ab. Manchmal ist es unvermeidlich, alles, was man bisher für wahr gehalten hat, zu hinterfragen und in Zweifel zu ziehen – auch das ist eine wichtige Etappe der Reise, die nicht ausgelassen oder allzu schnell zurückgelegt werden darf. Sich selbst bei jedem Schritt bedingungslos anzunehmen, macht die Erfahrung der Veränderung zu einer Schatzsuche – auch wenn die Schätze, die Sie heben können, Ihnen in den unterschiedlichsten Verkleidungen begegnen mögen.

Das Erleben der Veränderung als Schatzsuche

Alles fügt sich und erfüllt sich,
musst es nur erwarten können
und dem Werden deines Glückes
Jahr und Felder reichlich gönnen.

Bis du eines Tages jenen
reifen Duft der Körner spürest
und dich aufmachst und die Ernte
in die tiefen Speicher führest.

Christian Morgenstern

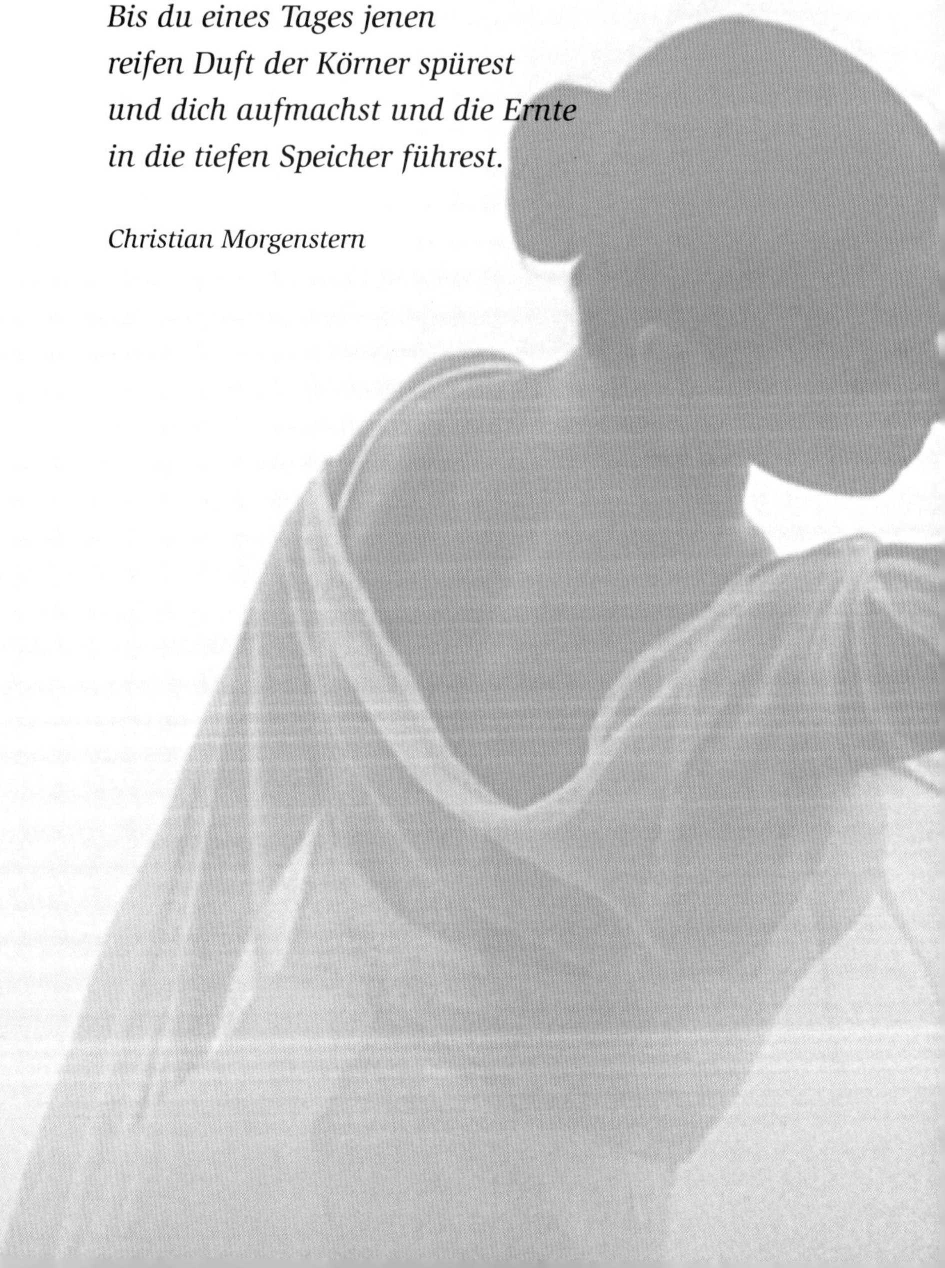

Dritter Teil:

Krise als Chance

Wie Sie es sich leichter machen können

Patentrezepte gibt es nicht

Im vorliegenden Kapitel möchten wir Ihnen helfen herauszufinden, was Ihnen ganz persönlich den Veränderungsprozess ein wenig leichter machen könnte. Es gibt zwar leider keine Patentrezepte, doch manche der hier aufgeführten Vorschläge tragen sicherlich dazu bei, dass Sie die schwere Zeit besser durchstehen.

Zunächst sollten Sie überlegen, wie Sie mit früheren Veränderungen umgegangen sind. In einem zweiten Schritt gilt es, Klarheit darüber zu gewinnen, wie Ihr Leben aussehen soll, wenn die Veränderung bewältigt ist. Sie können damit zwar nicht verhindern, dass Sie sich während des Übergangsprozesses zeitweise ängstlich und einsam fühlen, aber die dunklen Phasen werden doch ein wenig heller.

Rückblick

Auch im Folgenden benötigen Sie wieder Ihr Tagebuch.

Ihre Erfahrungen im Umgang mit früheren Lebensumbrüchen sind dabei wichtige Informationsquellen.

1 Notieren Sie unter der Überschrift *Meine Erfahrungen in der Vergangenheit* alle Veränderungen in Ihrem Leben, an die Sie sich erinnern. Es können kleine oder große Umstellungen sein, und sie dürfen so weit zurückliegen, wie Ihr Erinnerungsvermögen reicht. Zum Beispiel Ihr erster Tag in einer neuen Schule, der Umzug mit Ihrer Familie in eine neue Wohnung, der Tod eines Großelternteils, das Ende einer engen Freundschaft, ein Schulabschluss, der Antritt der ersten Arbeitsstelle.

2 Jetzt markieren Sie die vier oder fünf wichtigsten Übergangssituationen, etwa die, deren Bewältigung Ihnen am schwersten fiel, Umbrüche, bei denen Sie besonders zornig oder gekränkt waren, und Veränderungen, bei denen Ihre Reaktionen Sie selbst in Erstaunen versetzt haben.

3 Schreiben Sie auf, was Sie empfanden und wie Sie in dieser Zeit für sich selbst sorgten. Haben Sie die Gesellschaft von Freunden gesucht oder sich ganz zurückgezogen?

4 Gehen Sie Ihre Notizen nochmals durch und suchen Sie nach Übereinstimmungen oder gemeinsamen Mustern in den durchlebten Gedanken und Gefühlen. Was haben Sie getan, um sich die Übergänge zu erleichtern?

Aus Erfahrungen lernen

5 Haben Sie damals Dinge getan, die Sie heute nicht mehr tun würden?

6 Können Sie jetzt, in diesem Augenblick, etwas tun, um sich den gegenwärtigen Übergang zu erleichtern?

Sie haben schon viele Krisen erlebt und überlebt, und angesichts dieser Tatsache wirkt die augenblickliche wahrscheinlich schon nicht mehr ganz so bedrohlich. Die Entdeckung, *dass* und *wie* Sie frühere Lebensumbrüche bewältigt haben, macht Ihnen vielleicht einige Ihrer Verhaltensmuster bei früheren Übergängen bewusst und zeigt Ihnen, worauf Sie achten müssen. Manche Menschen stellen zum Beispiel fest, dass ihre Gefühls- und Verhaltensmuster in der Krise geeignet sind, tiefe Selbstzweifel in ihnen zu wecken, die wiederum dazu führen, dass sie sich ganz in sich selbst zurückziehen – um dann hinterher zu erkennen, dass es sehr viel leichter gewesen wäre, wenn sie andere um Hilfe gebeten hätten.

Wiederkehrende Muster erkennen

Zu den verbreitetsten Reaktionsmustern gehören Zorn und Gekränktsein, Rückzug und das verzweifelte Bemühen, ›die Ohren steif zu halten‹, Verwirrung und Angst vor dem Unbekannten, Trauer und Kummer. Die Einsicht, dass Sie einem dieser Muster zuneigen, kann hilfreich sein. Wenn Sie Ihre emotionalen Reaktionen einschätzen können, können Sie sich selbst (und anderen!) besser helfen.

Emotionale Reaktionen einschätzen

Nach vorn sehen

Klare Vorstellungen

Ganz gleich, ob Sie die Veränderung selbst herbeigeführt haben oder ob sie über Sie hereingebrochen ist – es ist immer gut, eine klare Vorstellung davon zu haben, welches Ziel man letztendlich verfolgt.

Sandra war nach zwanzig Ehejahren von ihrem Mann verlassen worden. Sie konnte sich ein Leben als Single nur schwer vorstellen und trauerte monatelang über ihren Verlust. Doch unterstützt von Freunden gelang es ihr schließlich, eine Vorstellung davon zu entwickeln, wie sie nach der Scheidung ein erfüllteres Leben führen könnte. Sie knüpfte an lange brachliegende Hobbys an, dachte an eine aktive Mitarbeit in ihrer Gemeinde und empfand zum ersten Mal wieder so etwas wie gespannte Erwartung bei dem Gedanken, sich mit jemandem zu verabreden.
Sie war im Herzen immer eine Abenteurerin gewesen und hatte sich mit ihrer Heirat selbst ›die Flügel gestutzt‹. Sie war schon immer gern gereist und erkannte nun mit einem Mal, dass es jetzt nichts und niemanden mehr gab, der sie daran hindern konnte hinzufahren, wo immer sie hinwollte. Sie dachte an eine Reise nach Indien und Tibet. Während ihre freudige Erregung wuchs und sie allmählich ein immer klareres Bild davon bekam, was sie eigentlich wollte, kamen die Dinge wie durch Zauberhand ins Rollen. Sie fand einen Sponsor, der ihr mehrere Fotografiekurse bezahlte, so dass sie eine Fotoausstellung von ihrer Reise in den Himalaja planen konnte. Völlig Fremde boten ihr Unterkunft an und rein zufällig ergab es sich, dass einer ihrer Freunde während ihrer Abwesenheit das Haus hüten konnte. »Natürlich gab es schon ein paar Risiken«, erzählte sie uns, »aber wenn man weiß, was das Leben wirklich sinnvoll macht, muss man seinen Träumen folgen.«

Risiken eingehen

Auf den ersten Stufen eines Übergangs fällt es zuweilen schwer, an die Zukunft zu denken, weil schon allein das Überleben von Tag zu Tag enorme Kraft kostet. Aber wenn es Ihnen doch gelingt, und sei es nur für einen Augenblick, versuchen Sie sich vorzustellen, dass die Veränderung, die Ihnen heute noch so große Sorgen macht, bewältigt ist und Sie sicher auf der anderen Seite stehen. Halten Sie in Ihrem Tagebuch ein paar Träume fest:

Bild der idealen Zukunft entwerfen

1 Beschreiben Sie unter der Überschrift *Meine ideale Zukunft* ganz genau, was Sie tun und wie Sie sich fühlen werden, wenn die Veränderung verarbeitet ist und alles sich zum Besten gefügt hat. Lassen Sie Ihrer Fantasie völlig freien Lauf. Tun Sie so, als hätten Sie Zauberkräfte.

2 Haben Sie irgendetwas nicht aufgeschrieben, weil Sie sich nicht vorstellen können, dass Sie es haben werden, obwohl Sie es sich von Herzen wünschen?

Die Vorstellung, wie Ihr Leben aussehen soll, wenn die schwere Zeit vorbei ist, hilft Ihnen auf den dunklen und schwierigen Passagen des Weges und kann zum tröstenden Licht am Ende des Tunnels werden. Sie ist ein positiver Gegenpol, an den Sie denken und an dem Sie sich festhalten können, wenn Ihr Leben aus den Fugen zu gehen scheint. Rufen Sie sich dieses Idealbild auf Ihrer Reise durch den Übergang so oft wie möglich in Erinnerung.

Lernen Sie Ihre Ängste kennen

Viele Menschen entdecken bei gravierenden Lebensumbrüchen auf einmal Bereiche von sich, die sie vorher nicht kannten – gute, aber auch solche, von denen sie lieber nichts gewusst hätten. Dabei müssen sie feststellen, dass die Aspekte, die sie ignorieren, weil sie ihnen nicht gefallen, zwar für eine Weile zu verschwinden scheinen, sich später aber umso intensiver wieder bemerkbar machen. Schon allein das Gefühl der Angst kann in unzähligen Varianten auftreten. Wenn Sie Ihre Ängste jedoch kennen und wissen, wann sie auftreten, werden Sie den Abgrund der Stufe 3 des Übergangsprozesses sehr viel besser bewältigen können.

Verschiedene Formen der Angst

Das Folgende ist ein Auszug aus der Liste von Ängsten, die von unseren Klienten genannt wurden:

- **Angst vor dem Versagen**
- **Angst vor dem Erfolg**
- **Angst vor Nähe**
- **Angst vor dem Tod**
- **Angst vor dem Fremden**
- **Angst vor der Dunkelheit**
- **Angst vor Kontrollverlust**
- **Angst vor Verlust**
- **Angst davor, sich lächerlich zu machen**
- **Angst davor, anders zu sein**
- **Angst vor der Einsamkeit**
- **Angst vor Verantwortung**
- **Angst vor Verpflichtungen**
- **Nennen Sie weitere, eigene Ängste**

Aus diesen Ängsten können wiederum folgende Fragen erwachsen:

- Werde ich weiterhin alles im Griff haben?
- Werde ich jemals wieder genügend Vertrauen haben?
- Werde ich wieder lieben können?
- Werde ich verrückt?
- Bin ich liebenswert?
- Werden die Menschen mich mögen?
- Werde ich je wieder ›normal‹ werden?

Setzen Sie sich mit Hilfe Ihres Tagebuchs mit Ihren eigenen Ängsten auseinander.

1 Notieren Sie unter der Überschrift *Meine Hauptängste* die Ängste, die Sie am stärksten beeinträchtigen und am häufigsten verfolgen.

2 Denken Sie über die einzelnen Ängste nach und überlegen Sie, ob Sie sie an einem konkreten Ereignis oder dergleichen festmachen können, das die Ursache der betreffenden Angst gewesen sein könnte.

3 Wie haben diese Ängste sich in Ihren früheren Übergangserfahrungen ausgewirkt?

4 Können Sie irgendetwas tun, um diese Ängste zu mildern?

Mit den eigenen Ängsten in einen Dialog zu treten oder in einem Bild festzuhalten, wie die Angst aussehen würde, wenn sie eine Gestalt hätte, kann sehr hilfreich sein. Die Einstellung, dass Ängste real sind und durchaus sinnvoll sein können, wird Ihnen helfen, sich bis zu einem gewissen Grad von ihnen freizumachen oder doch nicht mehr so stark von ihnen lähmen zu lassen. Ein guter Freund von uns sagte einmal: »Angst ist ein guter Diener, aber ein schlechter Herr.«

Angst ist ein guter Diener

Noch ein Rat: Wenn Sie Ihre Ängste kennen, werden sie sich zwar nicht in nichts auflösen, aber sie werden beim Aufenthalt im Abgrund immerhin nicht unvermittelt über Sie herfallen und Sie damit noch zusätzlich erschrecken. Sicher werden Ihre Befürchtungen versuchen, Ihre Aufmerksamkeit auf sich zu ziehen und Sie davon abzuhalten, lösungsorientiert zu denken. Doch das Wissen um diese Manöver und das Wissen, dass andere Menschen die gleichen oder ähnliche Ängste hatten und haben, wird Ihnen zu größerer Distanz verhelfen – und Ihnen den Übergang nicht unwesentlich erleichtern.

Keine Angst vor der Angst

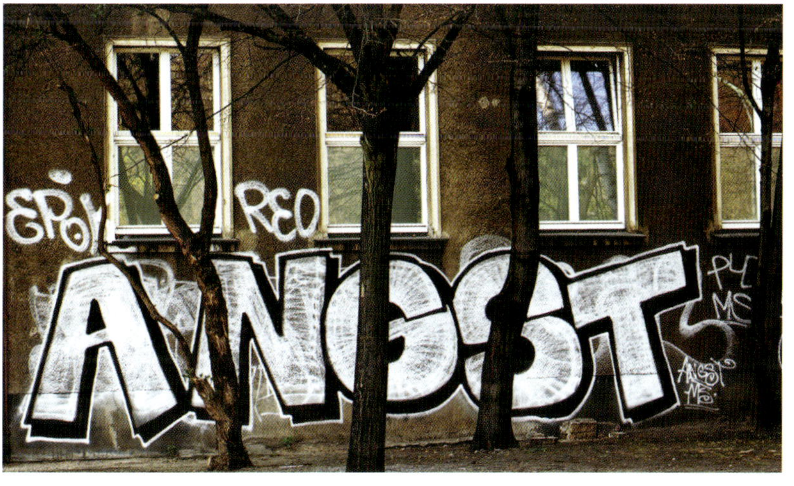

Die Angst loslassen

Sie können einiges tun, um Ihre Angstgefühle in den Griff zu bekommen. (Auf dabei wirksam werdende persönliche Denkmechanismen wird im Kapitel ›Die Bedeutung von Überzeugungen‹) noch genauer eingegangen.

Systematische Desensibilisierung

Zu den wichtigsten Werkzeugen der Angstbewältigung gehört das therapeutische Verfahren der systematischen Desensibilisierung nach Joseph Wolpe. Wolpe, Psychiater an der Temple University, Philadelphia, geht davon aus, dass Angst *gelernt* wurde und deshalb auch wieder *verlernt* werden kann. Im Verlauf einer Desensibilisierung lernt man unter Anleitung eines Therapeuten, das Gefühl der Angst in einer bestimmten Situation mit einer tiefen Entspannung zu verbinden, das heißt, immer dann, wenn man von Angst auslösenden Gedanken überfallen wird, kann man sich ganz bewusst körperlich entspannen und die Angst damit ausschalten.

Die Grundlage der systematischen Desensibilisierung bildet das Einüben einer tiefen körperlichen Entspannung – eine Fertigkeit, die auch im Umgang mit alltäglichem Stress und Spannungen äußerst nützlich ist. Regelmäßig praktiziert, kann diese Entspannungstechnik erholsamer sein als ein kurzer Schlaf. Das Verfahren sei hier in Kurzform dargestellt:

Entspannung als Mittel gegen die Angst

Schließen Sie die Augen. Stellen Sie sich vor, Sie befinden sich an einem sicheren Ort, an dem Sie ganz entspannt und gelöst sind. Nun spannen Sie, beginnend bei Ihren Zehen (dann Füße, Beine, Po, Bauch, Schultern, Arme usw.), jede einzelne Muskelgruppe Ihres Körpers zunächst an und lassen dann bewusst wieder locker. Spüren Sie, wie die Spannung Ihren Körper verlässt und eine Welle der Entspannung durch ihn hindurch fließt. Konzentrieren Sie sich dabei gedanklich zum einen auf die Lösung aller Spannungen in Ihrem Körper und zum anderen auf die Visualisierung Ihres ›Ruheortes‹.

Wiederholen Sie diesen Vorgang in den nächsten Tagen zehn bis fünfzehn Minuten täglich, bis die Übung problem-

los klappt und Ihnen angenehm ist. Je leichter sie Ihnen fällt, desto rascher und tiefer werden Sie sich entspannen können.

Wenn Sie eine konkrete Angst mit dem Verfahren der systematischen Desensibilisierung angehen wollten, würde der Therapeut Sie zunächst bitten, eine – nach dem Grad der Angst geordnete – Liste von sechs bis acht mit der Angst in Verbindung stehender Szenen aufzustellen (z. B. vom ›Gedanken, eine Rede halten zu müssen‹ bis ›vor einem äußerst kritischen Publikum stehen‹). Dann würde er sie auffordern, sich jede einzelne dieser Szenen in entspanntem Zustand vorzustellen. Dabei wechseln Sie gedanklich ständig zwischen der angstbehafteten Szene und dem sicheren Ort, an dem Sie geborgen sind.

Szenische Vorstellung schwieriger Situationen

Wenn Sie dieses Verfahren einige Wochen lang praktizieren, werden Sie sich schließlich jedes Mal, wenn die Angst kommt, entspannen. Dabei werden die begleitenden Angstgefühle immer schwächer und Sie können der gefürchteten Situation (Bewerbung, Verabredung, Rede, Prüfung, Gerichtstermin) sehr viel gefasster entgegensehen.

Diese knappe Schilderung gibt freilich nur einen stark vereinfachten Überblick über das Verfahren der systematischen Desensibilisierung. Wenn Sie den Eindruck gewonnen haben, dass diese Technik Ihnen bei der Bewältigung starker Ängste helfen könnte, empfiehlt es sich in jedem Fall, sich an einen qualifizierten Verhaltenstherapeuten zu wenden.

Selbstbewusstsein stärken

Das bewusste Einüben selbstsicheren Verhaltens ist ebenfalls eine gute Möglichkeit, mit den eigenen Ängsten umzugehen. Jedes Mal, wenn Sie für sich eintreten oder ein Risiko eingehen müssen, das Ihnen Angst macht, sagen Sie sich, dass Sie allein Ihr Leben in der Hand haben; dann wird Ihre Angst weniger oder gar keine Macht über Sie haben.

Viele Menschen haben Krisen in ihrem Leben in einem Buch verarbeitet. Man denke nur an *Die Möwe Jonathan* von Richard Bach oder *Der Herr der Ringe* von J.R.R. Tolkien. (Im Anhang finden Sie Hinweise auf einige Bücher, die dabei helfen können, Lebensveränderungen als Chancen und Abenteuer im Rahmen eines inneren Wachstumsprozesses zu begreifen.)

Auch der Austausch mit anderen Menschen, die ähnliche Erfahrungen gemacht haben, kann wertvoll sein. Diese gleichermaßen Betroffenen können uns darauf vorbereiten, welche Gefühle uns in der Krise erwarten und was während des Anpassungsprozesses in und um uns geschehen wird. Natürlich ist jede Erfahrung einzigartig; dennoch kann die Geschichte eines anderen tröstlich sein, vor allem dann, wenn man das Gefühl hat, man sei der einzige Mensch auf der Welt, der jemals so etwas durchgemacht hat.

Austausch mit anderen Betroffenen

Kreativer Umgang mit der Krise

> Jeder Mensch hat seine eigene Geschichte, und manchmal ist es hilfreich, diese Geschichte in die Sprache mythischer Bilder und Symbole mit Drachen und Zauberern, Möwen und Segelbooten, Bergen und Wäldern zu kleiden. So kann ein Lebensumbruch die Tür zu einer ganzen Welt von Bildern und Vorstellungen öffnen, die der Person früher nicht zu Gebote standen.

Wieder andere beginnen plötzlich damit, Gedichte zu schreiben. Der kreative Ausdruck von Gefühlen kann dabei anfangs gleichermaßen aufregend wie beängstigend sein, ist jedoch bei Menschen, deren Welt gerade im Chaos versinkt, durchaus nichts Ungewöhnliches. In Krisensituationen erwachen schlafende Teile unseres Unbewussten und künstlerische Talente kommen ans Licht.

Kein wichtiger Übergang im Leben wird ganz ohne Ängste und Befürchtungen zu bewältigen sein, doch wie die Anregungen in diesem Kapitel und im übrigen Text zeigen, gibt es Wege, besser mit diesen Ängsten umgehen zu lernen.

Kraftquellen

Im Zuge unserer Arbeit mit Menschen, die sich in einer Umbruchsituation befanden, haben wir festgestellt, dass die Qualität von Beziehungen eines der wichtigsten Elemente eines erfolgreich bewältigten Übergangs ist; gemeint sind damit die Beziehung zu sich selbst, zu Freunden, zur Familie und anderen Menschen und zu den Dingen, die einen umgeben. Wir bezeichnen diese Vielfalt von Beziehungen als stützendes Netz. Dieses Schutzsystem umfasst Personen, Dinge, Werte und Vorstellungen, die Umwelt und alles andere, das Menschen in der Krise in irgendeiner Weise Halt gibt.

Stützendes Netz von Beziehungen

Menschen, die für Sie da sind – Das stützende Netz

Extrovertierte Menschen haben meist viele Bekannte, an die sie sich in Zeiten der Veränderung wenden können; eher Introvertierte haben wahrscheinlich nur einen oder zwei enge Freunde oder Familienmitglieder, die sie unterstützen. Zu welcher Gruppe Sie auch gehören: Wichtig ist nicht die Zahl der Menschen, die Sie kennen, sondern die Zuwendung und das Verständnis, das sie Ihnen entgegenbringen. Wer ein gutes Netz hat, wird den Anpassungsprozess schneller und problemloser bewältigen.

Qualität der Beziehungen

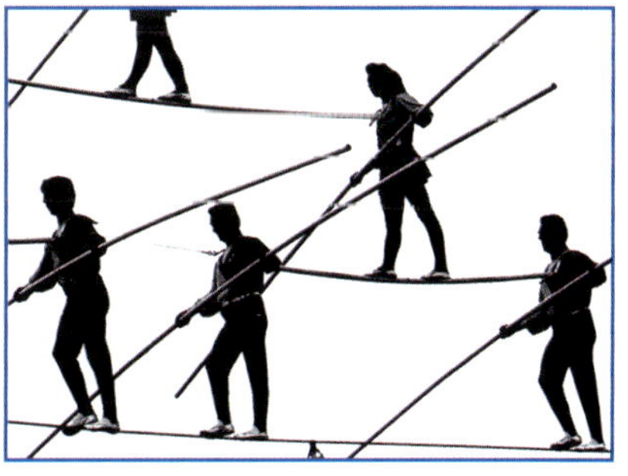

In der folgenden dreiteiligen Übung geht es um Menschen, die Sie auf die eine oder andere Weise unterstützen und die für Sie da sind. Vielleicht kennen Sie eine oder zwei Personen, auf die alle genannten Kategorien zutreffen, und wahrscheinlich bleiben auch manche

Sparten leer. Diese Leerräume sind gleichsam eine Aufforderung, neue Beziehungen einzugehen oder aufzubauen oder bereits bestehende zu vertiefen.

1 Nehmen Sie sich Zeit, Ihr *Unterstützungs-Profil* zu skizzieren und zu ergänzen und halten Sie die Namen der Personen in Ihrem Tagebuch fest.

Mein stützendes Netz

Verschiedene Qualitäten der Hilfen durch andere Menschen

• **Die Horizonterweiterer** • Menschen, die mir helfen, mein Denken in neue Bahnen zu lenken. Menschen, die klug sind, mich auf mir bisher unbekannte Tatsachen hinweisen und mir neue Ideen vermitteln.

• **Die Gesundheitsfanatiker** • Menschen, die mich ermahnen, gut mit mir umzugehen und mich tadeln, wenn ich nicht für mich sorge. Menschen, die mir meinen Körper bewusst machen. Menschen, die mir in kalten Winternächten Wärme schenken.

• **Die Leuchtfeuer** • Menschen, die meine stummen Fragen an das Leben hören. Menschen, die mir helfen, mir selbst gegenüber ehrlich zu sein und an meinen Erfahrungen zu wachsen. Menschen, die mir neue Sichtweisen für die Welt vermitteln und mir Mut machen. Menschen, die mich so lieben, wie ich bin.

• **Die Zufluchtsorte** • Menschen, mit denen ich über meine Hoffnungen und Ängste rede und bei denen ich schwach sein kann. Menschen, mit denen ich lachen und weinen kann, denen ich Gutes und Schlimmes erzählen kann.

• **Andere** • Menschen, die zu meinem Netzwerk gehören, die aber in keine der genannten Gruppen passen. Professionelle Berater und andere Personen, die mir zu den Dingen verhelfen können, die ich brauche.

2 Nun lesen Sie Ihre Liste nochmals durch. Schreiben Sie mit einem andersfarbigen Stift die Namen der Menschen auf, die Sie gern auf der Liste sehen würden, die aber bis jetzt noch nicht erwähnt wurden.

3 Gibt es Bereiche, in denen Sie weitere Menschen finden müssen, die Ihnen helfen, den Übergang erfolgreich zu bewältigen?

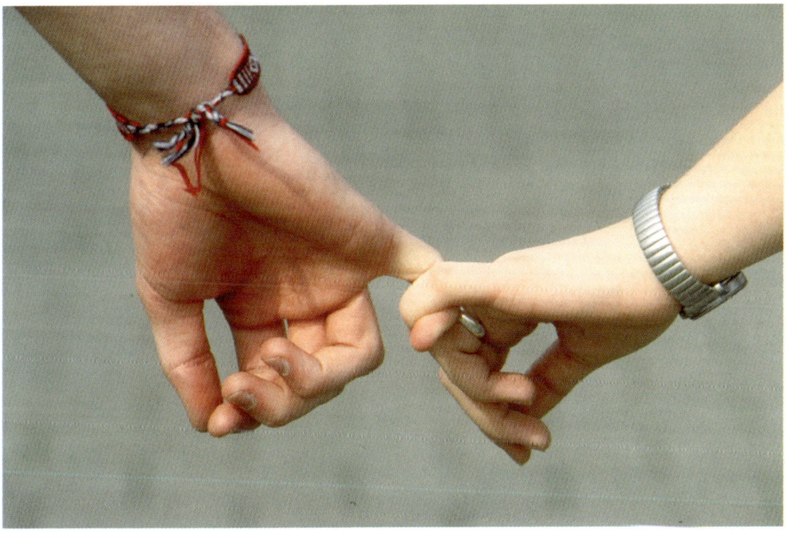

Wandel der Beziehungen

Sicher fühlen Sie sich bestimmten Personen enger verbunden als anderen, aber schon allein das Wissen darum, wer für Sie da ist, macht den Übergang weniger bedrohlich. Sie werden auch feststellen, dass sich im Laufe eines Lebensumbruchs viele Namen auf der Liste ändern. Von manchen Menschen werden Sie sich zurückziehen, weil Sie sie in Ihrer Entwicklung behindern. Eine Krise bietet immer auch die Möglichkeit herauszufinden, von wem Sie sich lösen müssen, weil diese Personen Sie in keiner Weise unterstützen.

Andere Kraftquellen

Orte der Kraft suchen

Viele unserer Klienten erzählen von bestimmten Orten, an denen sie Kraft tanken – das kann ein Strand sein, ein Park oder ein anderer Ort in der Natur. Andere haben einen Raum ganz für sich allein, einen Lieblingsplatz im Haus, an dem sie sich sicher und geborgen fühlen.

> Katzen, Hunde und andere Haustiere sind wunderbare Kraftquellen, ebenso wie Stofftiere, ein Lieblingsbild oder -musikstück. Alles, was Ihnen inneren Frieden schenkt und Sie in Kontakt mit den liebevollen Anteilen Ihres Selbst bringt, kann zu Ihrem *stützenden Netz* gerechnet werden.

Tagebuch

Ein Tagebuch über Ihre Gedanken, Gefühle, Träume und Erfahrungen zu führen, kann grundsätzlich sehr hilfreich sein, vor allem aber in Zeiten der Veränderung. Falls Sie wie viele Menschen eher dazu neigen, sich von anderen zurückzuziehen, wenn Sie verwirrt oder aufgebracht sind, kann das schriftliche Festhalten Ihrer Gedanken und Gefühle Ihnen helfen, das Tief zu überwinden. Andernfalls brodeln die zornigen Gedanken und gekränkten Gefühle, die normalerweise einen entscheidenden Übergang begleiten, weiter in Ihnen und verstärken Ihren Stress noch.

Meditation und Gebet

Ebenso wichtig kann es sein, sich für Meditation und Gebet bewusst Zeit zu nehmen. Viele unserer Klienten berichteten, dass sie auf diese Weise Kontakt mit ihrer inneren Stimme bekamen und lernten, ihrer Intuition zu vertrauen, statt sich nur auf das logische Denken zu verlassen. Manche Menschen spüren dahinter die Leitung eines spirituellen Führers oder Schutzengels, der ihnen bei ihren Problemen zur Seite steht. Auch wenn dies alles weniger konkrete Formen der Unterstützung sind, können sie doch gerade in Zeiten des Umbruchs von unschätzbarem Wert sein.

Grundsätzlich gilt: Je besser Sie sich selbst und Ihre gewöhnlichen Verhaltensweisen kennen – und je genauer Sie wissen, auf wen oder was Sie zählen können –, desto eher werden Sie Gewinn aus der Krise ziehen.

Fügen Sie deshalb Ihrem Netz nun noch einige Kategorien hinzu und notieren Sie die Dinge – nicht Menschen –, die Ihnen Halt geben:

Weitere Kategorien

- **Besondere Dinge** • Dinge, die ich mag und gerne um mich habe.
- **Lieblingsorte** • Orte, an denen ich Frieden und Ruhe finde. Orte, die eine besondere Bedeutung für mich haben.
- **Stille Geschenke** • Überzeugungen und Ideale, die mir den Halt geben, den ich brauche, um meine Reise fortzusetzen.

Schaffen eines Unterstützungssystems

Wenn Sie nun Ihr gesamtes Unterstützungssystem noch einmal Revue passieren lassen, denken Sie dabei an die verschiedenen Stufen des Übergangs und überlegen Sie, welche am schwierigsten für Sie sind und wo Sie am dringendsten Hilfe brauchen. Gibt es jemanden, der Ihnen im gegenwärtigen Stadium des Übergangs helfen könnte und mit dem Sie gleich heute Kontakt aufnehmen können?

Professionelle Helfer

Viele Betroffene machen die Erfahrung, dass ein professioneller Therapeut, Psychologe, Psychiater, Pfarrer oder Pastor, Ehe- und Familienberater oder Sozialarbeiter ihnen bei einem Lebensumbruch wichtige Hilfestellung leisten kann.

In solchen Zeiten beschäftigen wir uns häufig verstärkt mit alten Problemen, die überhaupt nichts mit der konkreten aktuellen Veränderung zu tun haben. So kann zum Beispiel eine Scheidung alte Gefühle über die Beziehung zu den Eltern oder einem früheren Lebenspartner wachrufen.

Während Sie sich im *Abgrund* befinden, werden daher wahrscheinlich sämtliche ungelösten Probleme, die Sie jahrelang beiseite geschoben haben, wieder in Ihr Bewusstsein drängen. Bei der Bewältigung dieser Dinge kann professionelle Hilfe angebracht sein. Ein Berater wird die verschiedenen Bereiche gemeinsam mit Ihnen ordnen, so dass die komplexe Situation nicht mehr so erschreckend verwirrend ist. Da die Beziehung zu ihm neutraler und weniger persönlich ist als die zu einem Freund oder Familienmitglied, kann ein Berater Ihnen beim Aussprechen problematischer Gefühle und Gedanken, die Sie nicht einmal Ihrem besten Freund offenbaren würden, Sicherheit geben.

Objektive Betrachtung von außen

Übungen und Techniken

Ein Therapeut kann Ihnen zudem Übungen und Techniken vermitteln, die Ihnen im Umgang mit Ihren Ängsten, bei Beziehungsproblemen, beim Loslassen und der Beseitigung anderer Hindernisse auf dem Weg durch die sieben Stufen der Veränderung helfen. Schauen Sie aber nicht einfach nur in die Gelben Seiten und rufen irgendjemanden an. Fragen Sie Freunde, Ihren Arzt oder eine andere Person, der Sie vertrauen, erkundigen Sie sich in einem örtlichen Gesundheitszentrum oder bei einer psychologischen Einrichtung an Ihrem Wohnort. Bitten Sie den Therapeuten dann um eine kostenlose Sitzung zum Kennenlernen und suchen Sie zwei oder drei auf, bevor Sie sich für eine Person entscheiden. Fragen Sie ihn nach seinem Honorar, nach seinem therapeutischen Ansatz und nach seinen Erfahrungen mit Ihrem konkreten Problem. Wählen Sie Ihren Berater ebenso sorgfältig aus wie einen Arzt.

Sorgfältige Auswahl eines Therapeuten

Hilfreiche Strategien

Wir haben mehrfach betont, wie wichtig es ist, sich selbst und die eigenen Reaktionsweisen in Krisensituationen gut zu kennen. Ebenso wertvoll sind konkrete Strategien zur Bewältigung der vielen Anforderungen und Probleme, die jeder Umbruch nun einmal mit sich bringt. Da sich die meisten Menschen heutzutage ständig in einer Übergangssituation befinden, könnte man diese Fähigkeiten geradezu als Daseinstechniken bezeichnen, die keineswegs nur in Phasen des Übergangs zur Anwendung kommen.

Daseinstechniken

Viele der im vorliegenden Kapitel zusammengetragenen Ideen und Vorschläge stammen von Leuten, mit denen wir im Laufe der Jahre zusammengearbeitet haben. Andere sind aus unserer Tätigkeit in den Bereichen Stressmanagement und Gesundheitsvorsorge hervorgegangen. Sicherlich wird sich nicht jeder von allen unseren Vorschlägen angesprochen fühlen, doch die eine oder andere hilfreiche Anregung ist sicher dabei.

Vier Verhaltenskategorien

Im Folgenden geht es um vier Verhaltenskategorien, deren Bestand Auskunft darüber gibt, was Sie tun können, um Ihr persönliches Repertoire an Bewältigungsstrategien zu erweitern. Nach einer Einführung finden Sie einen Fragebogen, der Ihnen hilft, Ihren Strategiebestand zu ermitteln und eventuelle Schwachstellen zu erkennen.

Vermeidungsstrategien

Die erste Gruppe wichtiger Bewältigungsstrategien haben wir die *Vermeidungsstrategien* genannt. Diese Strategien brauchen wir, um unnötige Stressursachen auszuschalten und uns in den schwierigsten Stadien eines Übergangs nicht noch zusätzliche Spannung zu schaffen. Zu ihnen gehören zum Beispiel das Wissen um die eigenen Stärken und Schwachen und ein gutes Zeitmanagement.

Eigentliche Bewältigungsstrategien

Die nächste Gruppe sind die *eigentlichen Bewältigungsstrategien.* Sie werden eingesetzt, um mit unvermeidlichen Schwierigkeiten und Problemen fertig zu werden. Zu ihnen gehören zwischenmenschliche oder soziale Fähigkeiten wie Selbstsicherheit, Konfliktfähigkeit und ein gutes Problemlöseverhalten.

Vorsorgestrategien

Vorsorgestrategien richten sich auf die Zukunft, ermöglichen Vorkehrungen für die Zukunft, fördern aber auch die Fähigkeit, sich die Zukunft konkret vorzustellen und Schritte zur Verwirklichung der eigenen Träume zu unternehmen.

Selbstmanagementstrategien

Die vierte Gruppe bilden die *Selbstmanagementstrategien.* Sie sind, wie die anderen Strategien auch, eigentlich immer wichtig. Umbruchsituationen sind jedoch häufig besonders stressreich und können, wenn man nicht achtsam mit sich umgeht, zu gesundheit-

Vorbeugen statt Heilen

lichen Problemen führen. Der alte Slogan »Vorbeugen ist besser als Heilen« hat hier durchaus seine Berechtigung. Selbstmanagementstrategien sollten daher möglichst frühzeitig eingeübt und regelmäßig praktiziert werden – nach einer langen Belastungszeit damit anzufangen, ist meist ungünstig, da sich ihre positive Wirkung erst mit der Zeit bemerkbar macht.

Wenn Sie den folgenden Fragebogen ausfüllen, werden Sie feststellen, dass Sie auf jedem der vier Gebiete bereits bestimmte Strategien besitzen. Die Listen sind jeweils bewusst unvollständig gehalten, damit Sie noch eigene Ergänzungen einfügen können. Vielleicht meinen Sie ja auch, dass einige Verhaltensweisen, die wir einer bestimmten Kategorie zugeordnet haben, besser in eine andere passen – stellen Sie sich den Fragebogen so zusammen, wie er Ihnen am sinnvollsten erscheint.

Fragebogen zu Bewältigungsstrategien in Übergangssituationen

1. Vermeidungsstrategien

	fällt mir leicht	fällt mir noch schwer
1. Ich lehne neue Aufgaben und Verantwortungen ab.		
2. Ich kenne meine Prioritäten und kann meine Zeit gut einteilen.		
3. Ich schiebe weniger wichtige Tätigkeiten auf oder lasse sie ganz.		
4. Ich bitte andere um Rat, Aufmunterung und/oder Anleitung.		
5. Ich denke über meine Situation nach und bewahre mir eine gewisse Distanz.		

	fällt mir leicht	fällt mir noch schwer
6. Ich greife auf Dinge zurück, die mir bei früheren Veränderungen geholfen haben.		
7. Ich vermeide Fehler, die ich bei anderen Übergängen gemacht habe.		
8. Von Zeit zu Zeit überdenke ich meine verschiedenen Verpflichtungen und Beziehungen und ziehe mich aus denen zurück, die mir nicht gut tun.		
9.		
10.		

Nehmen Sie sich einen Augenblick Zeit und überlegen Sie, was Sie tun können, um unnötige Probleme und Belastungen in der momentanen Umbruchsituation zu vermeiden.

. Eigentliche Bewältigungsstrategien

	fällt mir leicht	fällt mir noch schwer
1. Ich stelle mich ohne zu zögern den Herausforderungen einer Veränderung.		
2. Meistens weiß ich genau, was ich will.		
3. In neuen Situationen ergreife ich die Initiative, um zu erreichen, was ich will.		
4. Ich scheue mich nicht, andere um Unterstützung, Rat oder Rückmeldung zu bitten.		
5. Ich nehme mir Zeit zum Beten, Meditieren und für Visualisierungsübungen.		

	fällt mir leicht	fällt mir noch schwer
6. Ich gönne mir Zeit zur Entspannung und Ablenkung.		
7. Ich bediene mich des Mechanismus der selbsterfüllenden Prophezeiung und bitte um das, was ich will.		
8. Ich bringe meine Wünsche und Bedürfnisse klar zum Ausdruck.		
9. Ich prüfe die Optionen und Chancen meiner gegenwärtigen Situation.		
10. Ich setze mich gedanklich mit den konkreten Details und Anforderungen meiner gegenwärtigen Situation auseinander.		
11. Bei Entscheidungen berücksichtige ich meine Gefühle und Werte.		
12. Ich nutze meine Fähigkeiten zur rationalen Analyse, bevor ich Entscheidungen treffe.		
13. Ich vermeide übereilte Schlussfolgerungen und achte darauf, für alles offen zu bleiben.		
14. Ich vermeide allzu langes Zögern und handle entschlossen und bestimmt.		
15. Ich verschaffe mir kleine Erfolgserlebnisse und setze mir sehr kurzfristige Ziele.		
16. Ich unterscheide zwischen Fantasie und Realität.		
17. Ich rede mit anderen, die in der gleichen Situation waren.		

	fällt mir leicht	fällt mir noch schwer
8. Ich kenne den Unterschied zwischen dem, was ich kontrollieren kann, und dem, was sich meiner Kontrolle entzieht.		
9.		
0.		

Nehmen Sie sich einen Augenblick Zeit und überlegen Sie, wie gut Sie die unvermeidlichen Schwierigkeiten und Anforderungen in einer Übergangsphase bewältigen.

Vorsorgestrategien

	fällt mir leicht	fällt mir noch schwer
1. Ich habe eine klare Vorstellung vom Sinn meines Lebens.		
2. Ich denke über Möglichkeiten der Zukunft nach und bereite mich auf die Zukunft vor.		
3. Ich entwerfe Visionen der Zukunft, wie ich sie mir wünsche, und unternehme konkrete Schritte, um sie Realität werden zu lassen.		
4. Ich lebe mein Leben in Wahrheit und Integrität.		
5. Ich setze mir selbst Ziele.		
6. Ich versuche, immer wieder auftretende Probleme von neuen Seiten anzugehen.		
7. Ich spreche mit anderen über die Zukunft, die ich erwarte bzw. die ich mir wünsche.		

	fällt mir leicht	fällt mir noch schwer
8. Ich habe persönliche Grundsätze, nach denen ich handle.		
9. Ich schaffe mir ›sichere Orte‹, an denen ich Geborgenheit finde.		
10. Ich meide die Gesellschaft von negativen, zornigen und depressiven Menschen.		
11.		
12.		

Nehmen Sie sich einen Augenblick Zeit und überlegen Sie, wie gut Sie auf Probleme und Spannungen vorbereitet sind, die im Laufe eines Übergangs auftreten können.

4. Selbstmanagementstrategien

	fällt mir leicht	fällt mir noch schwer
1. Ich treibe regelmäßig Sport.		
2. Ich mache regelmäßig Entspannungsübungen oder Meditation.		
3. Ich ernähre mich ausgewogen – wenig Fett, Salz, Zucker, genügend Vitamine, Mineralien und Ballaststoffe.		
4. Ich sorge dafür, dass ich genügend Schlaf bekomme.		
5. Ich halte mein Normalgewicht.		
6. Ich rauche nicht.		
7. Ich nehme wenig oder keine alkoholischen Getränke zu mir.		

	fällt mir leicht	fällt mir noch schwer
8. Ich lege immer den Sicherheitsgurt an.		
9. Ich fahre defensiv und vorausschauend.		
10. Meine Selbstgespräche sind positiv.		
11. Meine Einstellung zur Zukunft ist positiv und optimistisch.		
12. Ich habe ein funktionierendes Unterstützungssystem.		
13. Ich nehme keine Drogen, auch nicht in schwierigen Zeiten.		
14.		
15.		

Nehmen Sie sich einen Augenblick Zeit und überlegen Sie, welche Selbstmanagementstrategien Sie beibehalten sollten, um gesund zu bleiben und optimistisch in die Zukunft blicken zu können.

Lesen Sie Ihre Antworten nochmals durch und überlegen Sie, wie Sie Ihren Bestand an Bewältigungsstrategien für den anstehenden Lebensumbruch mobilisieren und ergänzen können. Orientieren Sie sich dabei an folgender Liste:

- Welches sind Ihre drei (oder mehr) herausragendsten Fähigkeiten auf jedem der vier Gebiete?

  1. Vermeidung
  2. eigentliche Bewältigung
  3. Vorsorge
  4. Selbstmanagement

- Notieren Sie zu jedem der vier Gebiete die Fähigkeiten, die Sie Ihrer Ansicht nach unbedingt entwickeln oder verstärken sollten, um sich den Übergang zu erleichtern.

1. Vermeidung
2. eigentliche Bewältigung
3. Vorsorge
4. Selbstmanagement

••• Notieren Sie, welche Verhaltensweisen Sie auf jedem der vier Gebiete aufgeben oder einschränken sollten, um sich den Übergang zu erleichtern.

1. Vermeidung
2. eigentliche Bewältigung
3. Vorsorge
4. Selbstmanagement

••• Wählen Sie von den Fähigkeiten und Verhaltensweisen jeweils einen Bereich aus, in dem Sie sich verbessern wollen, und notieren Sie ihn als Ihr erstes Projekt (zum Beispiel auf dem Gebiet des Selbstmanagements die Nummer 1: *Ich treibe regelmäßig Sport)*.

••• Was werden Sie ganz konkret tun, um mit diesem Projekt zu beginnen?

••• Überlegen Sie, wie andere Menschen Sie unterstützen können. Notieren Sie die Namen dieser Helfer und die Art und Weise ihres Beitrags.

••• Halten Sie fest: Woran wollen Sie Ihren Erfolg messen? (Zum Beispiel: »Mein Puls liegt unter fünfundsechzig Schlägen pro Minute.«)

Schrittweise die Strategien ausbauen

Wie aus diesem Programm deutlich wird, geht es darum, die eigenen Strategien ganz konkret schrittweise auszubauen. Das ist eindeutig die Erfolg versprechendste Vorgehensweise. Wer alles auf einmal tun will – wie wir es zugegebenermaßen selbst mehr als einmal versucht haben –, gibt meist rasch wieder auf. Anfangs sind wir voller Begeisterung, die dann jedoch allmählich einer nüchterneren Einstellung weicht. Seien Sie sich bewusst: Wenn Sie irgendetwas Neues beginnen, machen Sie höchstwahrscheinlich einen Miniatur-Übergang durch, bis dieses Neue ein Teil Ihres Lebens geworden ist.

Integration des Neuen

Die Bedeutung von Überzeugungen

Überzeugungen, Einstellungen, Werte und Erwartungen spielen eine wichtige Rolle im Leben eines Menschen, insbesondere in Zeiten des Übergangs. Im Grunde handelt es sich dabei um völlig verschiedene Dinge, die in unserem Zusammenhang jedoch gemeinsam behandelt werden können.

Werte, Überzeugungen, Einstellungen, Erwartungen

Die Entstehung von Einstellungen

Die entwicklungspsychologische Forschung hat gezeigt, dass grundlegende Überzeugungen, Einstellungen und Werte beim Kind bereits im Alter von zehn bis zwölf Jahren vorhanden sind. Erfahrungen in der Kindheit und die wiederholten Aussagen von Eltern und Lehrern in dieser frühen Zeit bestimmen die Lebenshaltung eines Menschen und seine Überzeugungen. Diese wiederum prägen seine Weltanschauung und führen zu bestimmten Vorstellungen von Veränderung – etwa, ob eine Veränderung als *gut* oder *schlecht* zu bewerten ist. Die Überzeugungen eines Menschen haben großen Einfluss auf seinen Umgang mit Veränderungen im Leben.

Kindheitserfahrungen

Betrachten wir den Bereich der Überzeugungen etwas genauer. Einer unserer Klienten meinte einmal, ›an etwas zu glauben‹ sei fast gleichbedeutend mit ›etwas leben‹ und dass Überzeugungen eigentlich den Rahmen dafür bilden, wie wir das Leben wahrnehmen oder erleben. Das heißt, unsere Überzeugungen prägen in gewisser Weise unsere Erfahrung. Wenn wir meinen, Veränderungen meiden

Überzeugungen prägen Erfahrungen

zu müssen, weil sie unser gewöhntes System durcheinander bringen können und andere Menschen uns möglicherweise dafür ablehnen könnten, werden wir wahrscheinlich um jede Veränderung einen großen Bogen machen. Manchmal verharren wir selbst dann noch in einer Situation, wenn sie eigentlich untragbar geworden ist, weil wir uns vor den Folgen einer Veränderung fürchten.

Furcht vor Veränderungen

Thomas war siebzehn Jahre lang verheiratet und davon die letzten zehn Jahre unglücklich. Anfangs hatte er noch versucht, die Beziehung zu seiner Frau wieder ins Lot zu bringen – Paartherapie, zweite Flitterwochen und dergleichen –, doch letztlich half alles nichts. Trotzdem tat er nichts, um die Situation zu verändern. Erst nachdem er und seine Frau sechs Jahre lang unter demselben Dach völlig unabhängig nebeneinander hergelebt hatten, ließ er sich scheiden. Als ihn danach jemand fragte, warum er all das zehn Jahre lang ausgehalten hat, obwohl er doch wusste, dass die Ehe nicht zu retten war, fiel ihm wieder ein, dass er in seiner Kindheit miterlebt hatte, wie Leute, die sich scheiden ließen, zum Stadtgespräch wurden. Scheidung wurde eindeutig ganz allgemein missbilligt. Thomas wollte auf keinen Fall, dass es ihm auch so ging.

Gesellschaftliche Meinungen

Obwohl die Einstellung der Gesellschaft zur Ehescheidung sich stark geändert hatte, war er im Unterbewusstsein nach wie vor überzeugt, dass man ihn nach einer Scheidung ablehnen und über ihn tratschen würde. Als ihm diese Einstellung bewusst wurde, erkannte er, wie stark ihn diese frühkindliche Erfahrung beeinflusst hatte und dass sie ein Hauptgrund für seine lange unglückliche Ehe gewesen war.

Das Erkennen von Einstellungen

Wir alle haben Überzeugungen, die unsere Weltsicht und unseren Umgang mit Veränderungen beeinflussen. Unsere Verhaltensweisen und Auffassungen darüber, wer wir sind und was wir können oder nicht können, sind meist von frühen Erfahrungen abhängig. Vor allem in Zeiten der Veränderung ist es jedoch wichtig, diese – manchmal unbewusst wirkenden – alten Überzeugungen an die Oberfläche zu holen und darüber nachzudenken, ob sie noch Gül-

Überdenken alter Überzeugungen

tigkeit für uns haben. Diese Aufgabe gleicht ein wenig dem Aufräumen eines Dachbodens, bei dem man Dinge findet, die man schon vor Jahren hätte wegwerfen sollen, und andere, die noch völlig in Ordnung sind und nur ein bisschen aufpoliert werden müssen.

Um diesen Gedanken noch ein wenig weiter auszuspinnen, brauchen Sie wieder Ihr Tagebuch. Versuchen Sie, sich an Ihre Kindheit zu erinnern und notieren Sie ein paar der Sätze, die Sie von Ihren Eltern oder anderen wichtigen Personen damals ständig zu hören bekamen. Zum Beispiel: »Geh nicht allein über die Straße«, »Nimm von einem Fremden keine Süßigkeiten an, einem Fremden darf man nie trauen«, »Tu, was man dir sagt«, »Gib dein Bestes«, »Dafür bist du noch nicht alt genug«.

Übernommene Urteile der Eltern

Wir alle haben als Kinder solche Sätze zu hören bekommen. Meistens waren sie uns durchaus von Nutzen und dienten unserer Sicherheit und unserem Wohlergehen. Je öfter sie jedoch wiederholt wurden, desto hypnotischer senkten sie sich ein. Aus diesem Grund halten viele von uns an Überzeugungen fest, die sich in unserem Unterbewusstsein eingenistet haben und deren Nutzen längst überholt ist.

So kann die Ermahnung: »Tu, was man dir sagt« später in die Grundhaltung umgedeutet werden: »Ergreif nicht die Initiative, warte, bis dir jemand sagt, was du zu tun hast!« »Nimm von einem Fremden keine Süßigkeiten an«, wird zu: »Akzeptiere keine Komplimente, denn du kannst der Person, die sie dir macht, nicht trauen und sie könnte eine Gegenleistung erwarten«.

Misstrauen gegenüber Lob

Einem jungen Wissenschaftler war es gelungen, die außergewöhnlich kurzen Fristen, die sein Chef ihm gesetzt hatte, einzuhalten. Als der Chef ihn dafür lobte, meinte der Wissenschaftler, er habe das Lob nicht ernst genommen, weil sein Chef ihm sonst das nächste Mal sicher eine noch kürzere Frist gesetzt hätte.

Wir haben in unserer Arbeit immer wieder festgestellt, dass Menschen eine positive Rückmeldung gar nicht zu hören scheinen, weil sie den Motiven dessen, der das Lob ausspricht, nicht trauen.

Wir begegnen auch immer wieder Menschen im Rentenalter, die traurig sagen, dass sie letztlich nie »alt genug« wurden, um während ihres Berufslebens das zu tun, was sie wirklich tun wollten. Sie müssen erkennen, dass ein Kernsatz, den sie in ihrer Kindheit gehört haben, ihr ganzes Leben lang weiter gewirkt hat und zu einer so tief eingewurzelten Überzeugung wurde, dass sie sich nie getraut haben, wirklich zu leben.

Trennen von ›Altlasten‹

Schauen Sie sich die Sätze, die Sie in Ihrem Tagebuch notiert haben, genau an und überlegen Sie, wie diese Aussagen Ihre Entscheidungen noch heute beeinflussen. Markieren Sie diejenigen, die Sie weiter beherzigen wollen, und die, die Ihnen Ihrer Ansicht nach nichts mehr nützen.

> Eine solche Aufarbeitung der Vergangenheit wird Ihnen helfen, einige der entscheidenden Faktoren zu erkennen, die Ihre Fähigkeit, Lebensveränderungen als Chance und Gewinn zu betrachten, einschränken. Diese Faktoren können Ihren Schmerz und Ihre Angst in Krisensituationen unnötig verstärken!

Funktionen von Einstellungen

Positive Einstellungen

Solche Einstellungen haben noch eine Reihe weiterer Merkmale, die uns in Zeiten des Übergangs helfen oder behindern können.

Überzeugungen tendieren grundsätzlich dazu, sich zu erfüllen, das heißt, wenn wir glauben, dass etwas Bestimmtes eintreten wird, sind die Chancen, dass es tatsächlich eintritt, sehr viel größer als ohne diesen Glauben.

Nach Jahren der Überzeugung, dass sie eben ›nur‹ Sekretärin sei, hatte Sandra es satt, im Büro als Mensch zweiter Klasse behandelt zu werden. Als sie merkte, dass sie durch ihre eigene Überzeugung, eine sehr unbedeutende Rolle zu spielen, noch zur Haltung der Kollegen beitrug, beschloss sie, ihre Sichtweise zu ändern. Sie erkannte bald, dass der Sekretärin eine Schlüsselrolle beim erfolgreichen Abschneiden ihrer Abteilung zufiel und bestand von da an darauf, an Sitzungen teilzunehmen und an Entscheidungsprozessen beteiligt zu werden. Von dem Augenblick, in dem sie sich zu dieser neuen Überzeugung durchgerungen hatte, so Sandra, änderte sich ihre gesamte Arbeitsauffassung – und bezeichnenderweise änderte sich von diesem Augenblick an auch das Verhalten der anderen ihr gegenüber.

Einfluss auf das Verhalten anderer

Das Beispiel zeigt, wie eine selbsterfüllende Prophezeiung für oder gegen ihren Erzeuger arbeiten kann: Je eindeutiger Sie sich entscheiden, was Sie glauben wollen, desto wahrscheinlicher erreichen Sie auch, was Sie wollen. Wer seine Überzeugungen und Weltanschauungen nicht bewusst prüft und wählt, reagiert meistens nur auf seine Umwelt und wird so leicht zum Spielball seiner Lebensumstände und der Menschen in seiner Umgebung.

> Überzeugungen weisen die Tendenz auf, sich selbst zu verstärken. Das bedeutet: Je stärker sie sich bewahrheiten, desto stärker glauben wir an sie. Wenn Sie zum Beispiel meinen, Sie haben nichts zu sagen oder die Leute verstehen Sie nicht, dann sagen Sie wahrscheinlich tatsächlich nicht viel. Wenn Sie dann ausnahmsweise doch einmal etwas sagen und es achtet niemand darauf, sind Sie höchstwahrscheinlich noch fester davon überzeugt, dass Sie nichts Wichtiges zu sagen haben.

Hindernisse als Herausforderung betrachten

Wenn Sie dagegen überzeugt sind, alles zu bekommen, was Sie wirklich haben wollen, werden Sie auch große Hindernisse, die sich Ihnen in den Weg stellen, lediglich als Herausforderungen betrachten, die es zu überwinden gilt. Sobald Ihnen das gelungen ist, sind Sie natürlich noch fester davon überzeugt, dass Sie alles bekommen, was Sie wollen.

Aber es gibt auch die andere Seite:

> **Jedes Mal, wenn Sie sagen: »Ich kann nicht …«, oder: »Ich habe keine Zeit…«, programmieren Sie sich selbst auf die Überzeugung, Sie seien unfähig. Sie werden in jedem Fall mehr Erfolg haben und Ihr Leben besser in den Griff bekommen, wenn Sie das »Ich kann nicht« durch »Ich will nicht« und das »Ich habe keine Zeit« durch »Ich nehme mir dafür keine Zeit« ersetzen. Diese Ersetzungen enthalten die Botschaft, dass Sie die *Wahl* haben, dass Sie Entscheidungen treffen, während die ersten Formulierungen darauf hinauslaufen, dass Sie nicht die *Möglichkeit* haben, die Dinge zu ändern.**

Sprache zwischen Eltern und Kindern

In einer Untersuchung wurden Kinder mit Kassettenrekordern losgeschickt, um festzuhalten, welche Botschaften sie von ihren Eltern und Lehrern erhielten. Bei der Auswertung der Bänder stellte man fest, dass über neunzig Prozent der Aussagen einschränkender Natur waren wie zum Beispiel: »Nein, das ist falsch«, »Du musst es so machen«, »Sei still!« usw. Zuerst kam uns dieses Ergebnis übertrieben vor. Doch seit wir genauer hinhören, wie Eltern mit ihren Kindern reden – selbst in unseren eigenen Familien –, müssen wir zugeben, dass in manchen Fällen sogar über neunzig Prozent der Kommunikation aus derartigen Aussagen bestehen.

Innovationspotenzial

In einer Vorlesung über Innovation in der Wirtschaft bezog sich der Sozialphilosoph George Ainsworth-Land auf eine Untersuchung des Innovationspotenzials bei unterschiedlichen Altersgruppen. Im Alter von fünf Jahren, so berichtete er, hatten noch achtundneunzig Prozent der Probanden ein hohes Potenzial zur Innovation, im Alter von zehn Jahren waren es nur noch zweiunddreißig Prozent, im Alter von fünfzehn Jahren nur noch zwölf Prozent und im Alter von dreißig Jahren nur noch zwei Prozent. Im Alter von sechzig Jahren war die Zahl jedoch wieder auf sieben Prozent gestiegen und stieg noch weiter an. Menschen, die über sechzig sind, nehmen offenbar neue und innovative Ideen schneller auf als jede andere Altersgruppe!

Das könnte bedeuten, dass wir im Laufe des Sozialisationsprozesses immer weniger Bereitschaft zeigen, unsere Grenzen auszutesten und allgemein anerkannte Einstellungen und Verhaltensmuster in Frage zu stellen. Nach der Pensionierung dagegen fühlen wir uns endlich frei genug, zu werden, wer wir wirklich sind, weil keiner mehr ›älter und größer‹ ist als wir und wir keine Chefs mehr über uns haben. In einer Gesellschaft muss zwar eine gewisse Ordnung herrschen, doch wenn diese Ordnung das Wachstumspotenzial der Menschen einschränkt, dann sollten wir überlegen, ob bestimmte Einstellungen uns wirklich noch von Nutzen sind.

Überdenken von Traditionen

Einstellungen widersetzen sich grundsätzlich jeglicher Veränderung und ihre Träger versuchen, andere zur Übernahme ihrer Weltsicht zu bewegen. Je deutlicher Ihre persönlichen Überzeugungen im Laufe der Zeit verstärkt werden und sich verfestigen, desto schwieriger wird es, sie zu ändern.

Sie werden Ihre Weltanschauung durch Ihr Verhalten weiterhin bestätigen und andere von der Richtigkeit ihrer Anschauungen zu überzeugen versuchen. Um neue Überzeugungen zu entwickeln und offen für neue Ideen zu bleiben, muss diese ganz natürliche Tendenz überwunden werden. Denken Sie daran – bevor Sie wieder einmal versuchen, einen anderen zu Ihren Ansichten zu bekehren.

Andere von eigenen Ansichten überzeugen

Unsere Freundin Linda hatte vor kurzem gekündigt, weil es in ihrem Leben an Abwechslung fehlte. Schon nach wenigen Monaten gab sie jedoch klein bei und suchte sich eine Stelle, ganz ähnlich der, die sie gerade aufgegeben hatte; sie meinte, sie bräuchte einfach die Sicherheit des Vertrauten. Wenn man sie an ihren Entschluss, etwas Neues zu suchen, erinnerte, hatte sie sofort eine Fülle von Gründen bereit, weshalb das eine dumme Idee gewesen war.

Sicherheit des Vertrauten

Einerseits wollte Linda nicht von ihren alten Überzeugungen lassen und versuchte, im Gegenzug andere davon zu überzeugen, dass ihre gegenwärtige Ansicht die einzig mögliche sei. Als sie schließlich doch noch ihre alten Einstellungen ablegen konnte, die sie gezwungen hatten, auf ihren Wunsch nach einem abenteuerlicheren Leben zu verzichten, wusste sie, dass sie nun endlich in der Lage war, das zu tun, was sie wirklich tun wollte. Heute hat Linda einen eigenen Betrieb. Er bietet ihr zwar nicht die Sicherheit einer regulären Stelle, aber sie will es mittlerweile nicht mehr anders.

Offenheit für Neues bewahren

Offen zu bleiben für die unbewussten Botschaften, von denen wir kontrolliert werden, kann sehr lohnend sein, vor allem in Zeiten des Übergangs, denn dann treten diese Prägungen verstärkt an die Oberfläche. In einer Übergangszeit ist es daher leichter als zu anderen Zeiten in unserem Leben, alte, unerwünschte Überzeugungen zu erkennen und abzulegen.

Zehn Schritte zu einem sinnvollen Leben mit Veränderungen

Anregungen

Im Folgenden sind Anregungen zusammengefasst, die Ihnen auf Ihrer Reise durch die Veränderungen Ihres Lebens helfen können.

1 Haben Sie Geduld mit sich

Nachsicht mit sich selbst

Die Versuchung, einen Übergang so rasch wie möglich hinter sich zu bringen, ist groß – doch es gelingt fast nie. Jede einzelne der sieben Stufen muss vollständig durchlaufen und zu einem guten Ende gebracht werden, deshalb sollten Sie Nachsicht mit sich selbst üben. Das Schöne daran ist, dass Sie immerhin auf jeder Stufe etwas Wertvolles lernen können. So kommen Sie paradoxerweise am schnellsten voran, wenn Sie nichts übereilen. Während eines Übergangs wird Vieles von Grund auf aufgewühlt (Gefühle, Verhaltensmuster, Beziehungen, Lebensstile) und muss erst wieder neu geordnet werden. Es ist wie bei dem Schneegestöber in einer Glaskugel: Je stärker man sie schüttelt, desto länger dauert es, bis der Schnee sich gelegt hat. Versuchen Sie nichts zu erzwingen.

Nichts erzwingen

2 Scheuen Sie sich nicht, um Hilfe zu bitten

Es gibt viele Arten von Hilfe, wenn Sie einen Lebensumbruch bewältigen müssen. Manchmal brauchen Sie nur jemanden, der Ihnen zuhört. In anderen Situationen ist es vielleicht moralische Unterstützung oder einen Anstoß. Manchmal brauchen Sie vielleicht auch professionelle Begleitung oder jemanden, mit dem Sie Ihre Situation ganz genau durchsprechen können – und manchmal brauchen Sie jemanden, der Sie ganz einfach bedingungslos liebt. Bitten Sie andere um Hilfe, wenn Sie Hilfe brauchen.

Anstöße von außen

3 Schauen Sie nach vorn

Wir alle haben grundsätzlich immer den Wunsch, wenigstens zu einem Teil an vertrauten Situationen festzuhalten. Eine Zeit lang ist das auch in Ordnung, achten Sie jedoch darauf, dass Sie nicht Ihren Erinnerungen verhaftet bleiben. Machen Sie sich ein konkretes Bild davon, wo Sie stehen wollen, wenn alles vorüber ist, aber versuchen Sie nicht, die Zeit der Veränderung allzu rasch hinter sich zu bringen – beides hat seine Berechtigung: Gegenwart und Zukunft. Suchen Sie sich Hilfe in der Übergangssituation und finden Sie Möglichkeiten, eine gewisse Kontinuität in Ihrem Leben aufrechtzuerhalten. Das kann eine Therapie sein, es können Freundschaften, Hobbys und/oder andere Aktivitäten sein, die Sie positiv und optimistisch in die Zukunft blicken lassen.

Kontinuität bewahren

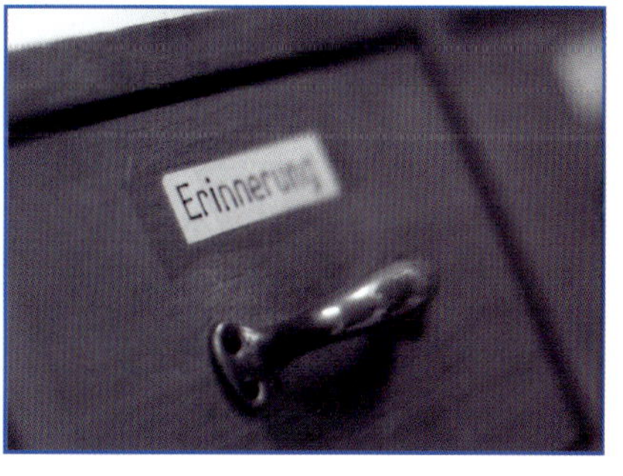

4 Bleiben Sie offen

Was auch immer geschieht: Versuchen Sie, neue kreative Lösungen für alte Situationen zu finden. Die Versuchung, am Alten festzuhalten, ist allgegenwärtig, doch das hieße, die Chance, Neues zu lernen, ungenutzt verstreichen zu lassen. Wenn der Umbruch, in dem Sie sich gerade befinden, Ihnen von außen aufgezwungen wurde, bemühen Sie sich trotzdem, die guten Seiten oder Chancen zu erkennen, die er birgt. Und auch wenn Sie ihn selbst herbeigeführt haben, seien Sie auf emotionale Berg- und Talfahrten gefasst.

Das Gute erkennen

5 Seien Sie gut zu sich selbst

Es ist wirklich nicht nötig, in einem tief greifenden Lebensabschnitt ständig Stärke zu demonstrieren. Verwöhnen Sie sich, gehen Sie ins Kino oder Theater, gehen Sie spazieren, hören Sie Musik und lassen Sie sich auch einmal gehen. Scheuen Sie sich nicht zu weinen. Es wird Ihnen viel besser gehen, wenn Sie nicht alles in sich hineinfressen.

Nichts in sich hineinfressen

6 Machen Sie Spaziergänge

Es gibt in der Natur unendlich viel zu entdecken und ungezählte Möglichkeiten, mit dem wahren Wesen des Daseins in Berührung zu kommen. Verbringen Sie möglichst viel Zeit an der frischen Luft. Beobachten Sie den Wechsel der Jahreszeiten, schaukeln Sie auf einem Spielplatz, joggen Sie am Strand, fahren Sie Fahrrad, erwandern Sie sich einen Aussichtspunkt, freuen Sie sich an Sonnenaufgang und Sonnenuntergang. Der Aufenthalt im Freien ist immer lohnend; nehmen Sie sich Zeit, allein mit der Natur zu sein.

Die Natur genießen

7 Verschaffen Sie sich kleine Erfolgserlebnisse

Jedes noch so kleine positive Resultat wird Ihnen beim Weiterkommen helfen. Eine der vielversprechendsten Möglichkeiten, wieder in Bewegung zu kommen, wenn Sie das Gefühl haben, auf der Stelle zu treten, besteht darin, sich etwas vorzunehmen, von dem Sie wissen, dass Sie es erfolgreich beenden werden.

Erreichbare Ziele setzen

8 Gehen Sie Risiken ein

Jetzt ist eine gute Zeit, etwas Neues auszuprobieren. Sie befinden sich ohnehin in einer Übergangssituation – warum nicht ein bisschen das Abenteuer suchen und irgendetwas zum ersten Mal tun? Es ändert sich sowieso gerade alles … Warum also nicht?

Abenteuer suchen

9 Träumen Sie

Eine sehr wirksame selbsterfüllende Prophezeiung lautet: »Was du erträumst, kannst du auch tun!« Stellen Sie sich vor, Sie hätten einen Zauberstab und könnten die Veränderung, in der Sie sich gerade befinden, zum Besten wenden. Erträumen Sie sich den vollkommenen Ausgang dieses Umbruchs und denken Sie an diesen Traum, wenn dunkle Tage kommen.

An das Ende denken …

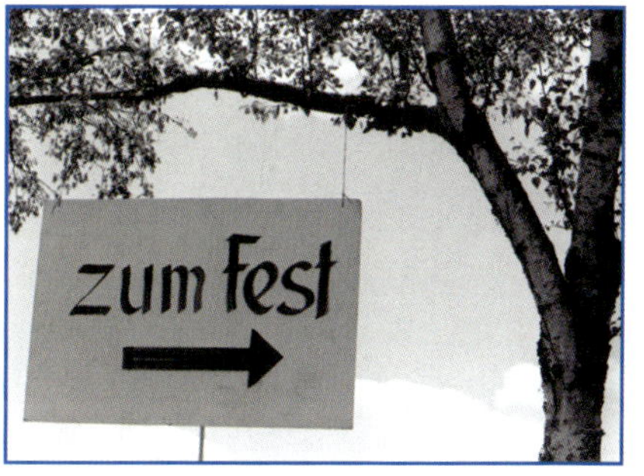

10 Feiern Sie

Jedes Ende ist ein neuer Anfang. Es ist wichtig, beides, das Ende und den Anfang, zu feiern. Unternehmen Sie eine Reise oder überlegen Sie sich irgendein anderes Symbol für den inneren Weg, den Sie durch den Veränderungsprozess zurückgelegt haben.

… und neue Anfänge wagen

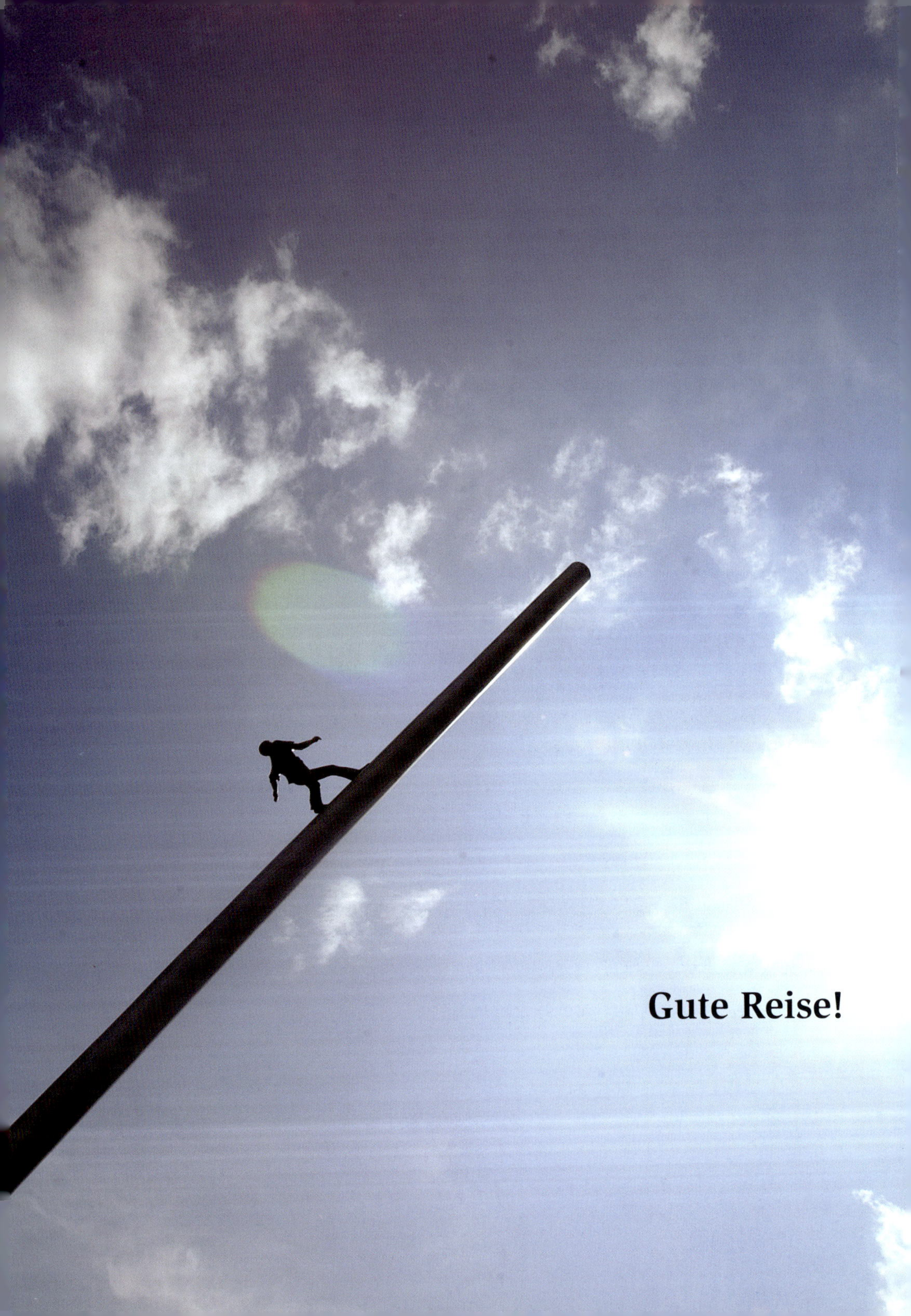
Gute Reise!

Weiterführende Literatur im Verlag Urachhaus

Bekman, Adrian, *Self-Management. Die Kunst, den Alltag zu bewältigen.* Stuttgart 1999.

Bijnsdorp, Liz, *Die 147 Personen, die ich bin.* Stuttgart 1996.

Van der Brug, Jos / Locher, Kees, *Unternehmen Lebenslauf.* Stuttgart ²2003.

Dekkers, Art, *Ich bin, der ich war.* Stuttgart 1999.

Hartzema, Robert, *Innere Kraftquellen. Wege zum Ursprung.* Stuttgart ²2004.

Knoope, Marinus, *Die Kreationsspirale. Wie wir Wünsche zur Wirklichkeit werden lassen können.* Stuttgart ²2003.

Nissink, Ed, *Mamas Rat und Papas Standpunkt. Wie wir uns aus hemmenden Bindungen an die Eltern lösen.* Stuttgart 2004.

derselbe, *Irgendwie mag ich dich ja. Was wir eigentlich sagen wollen, aber nicht zu sagen wagen.* Stuttgart 2002.

Reitsma, Floris E., *In Harmonie mit dem Schicksal.* Stuttgart 2003.

Wais, Mathias, *Biographiearbeit und Lebensberatung. Krisen und Entwicklungschancen des Erwachsenen.* Stuttgart ⁵2002.

Van de Weg, Jaap, *Vom Sinn der Hindernisse.* Stuttgart 2001.

derselbe, *Hinter dem Schleier.* Stuttgart 2003.